GYMNASTIQUE ORTHOPÉDIQUE

PAR

le Dr P. REDARD

129 figures (2 planches).

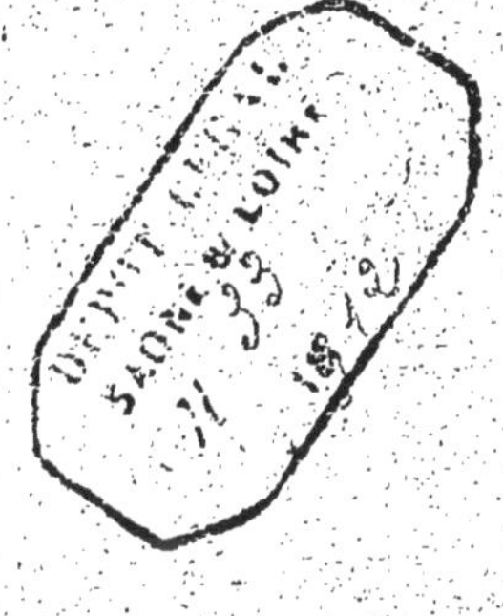

PARIS
A. MALOINE, ÉDITEUR
25-27, RUE DE L'ÉCOLE DE MÉDECINE, 25-27

1912

GYMNASTIQUE ORTHOPÉDIQUE

PRINCIPAUX OUVRAGES DU MÊME AUTEUR

P. Redard : *Traité pratique de Chirurgie orthopédique.* 2e édition. Paris, 1903.

— *Le torticolis et son traitement.* Paris, 1898.

— *Traité pratique des déviations de la colonne vertébrale.* Paris, 1900.

P. Redard et F. Laran : *Atlas de radiographie.* Chirurgie infantile et orthopédique. Paris, 1900.

P. Redard : *Précis de Technique orthopédique.* Paris, 1907.

GYMNASTIQUE
ORTHOPÉDIQUE

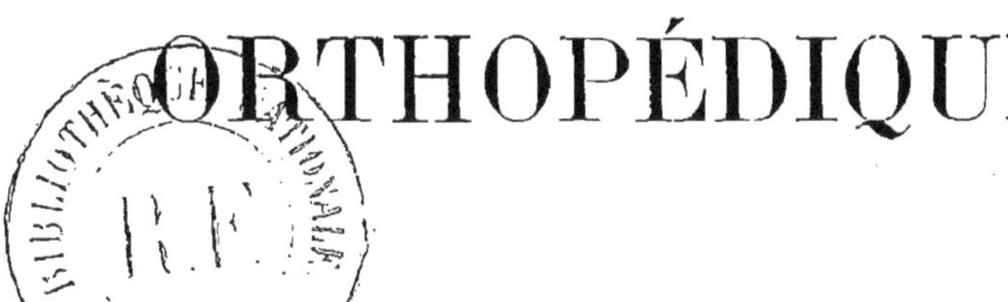

PAR

le Dr P. REDARD

129 figures (2 planches).

PARIS
A. MALOINE, ÉDITEUR
25-27, RUE DE L'ÉCOLE DE MÉDECINE, 25-27

—

1912

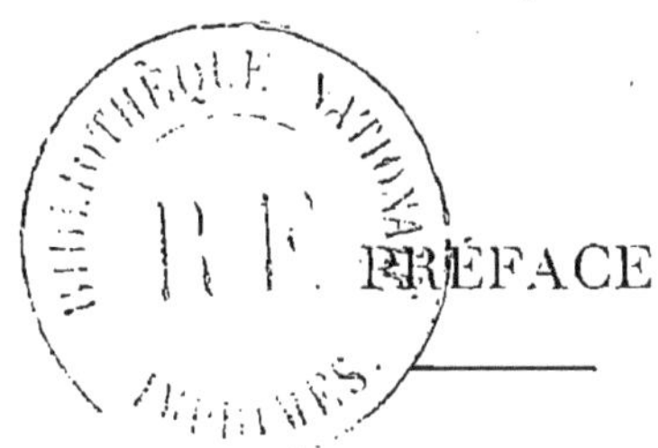

PRÉFACE

L'exercice, principalement au XVIIIe siècle, est recommandé pour la prévention, le traitement, la guérison des maladies.

Actuellement, la gymnastique orthopédique, appliquée au traitement des difformités congénitales ou acquises, des malformations, de certains troubles fonctionnels, a pris une importance considérable. Véritable méthode rationnelle, scientifique, elle est devenue une branche capitale de la kinésithérapie.

« Si nous n'avions pu faire disparaître par des combinaisons nouvelles et puissantes (gymnastique), disait J. Delpech, dans son *Orthomorphie*, en 1828, les inconvénients du traitement mécanique nécessitant le repos prolongé, nous nous serions cru fondé à considérer *l'art orthopédique*, comme plus nuisible qu'utile, et nous y eussions renoncé. »

Sans aller aussi loin que le célèbre orthopédiste, il est cependant permis, sans exagération, de reconnaître les grands services que la gymnastique orthopédique, dans de nombreux cas, peut rendre aux difformes et aux impotents.

Il est démontré aujourd'hui que les exercices méthodiques, dosés, exécutés avec une intensité mesurée, symétriques ou localisés, ont de nombreuses indications pour la prophylaxie, le traitement des déformations, des malformations accompagnées de divers troubles fonctionnels. Se basant sur l'anatomie pathologique, l'étiologie, l'observation des faits physiologiques et cliniques, on peut, par l'exercice, renforcer certains muscles, utiliser les divers leviers, modifier la direction de quelques systèmes osseux surchargés, corriger les attitudes vicieuses, améliorer la fonction, favoriser le rétablissement de la forme, perfectionner, améliorer les résultats obtenus à l'aide d'autres méthodes, notamment par les opérations chirurgicales orthopédiques. Dans les déformations articulaires, la gymnastique agit utilement sur les facteurs secondaires ou accessoires, sur les ligaments rétractés ou allongés, sur les muscles périarticulaires atrophiés ou contracturés, et permet d'obtenir fréquemment une disparition ou une atténuation importante de la difformité. Étendant les limites de la gymnastique, quelques auteurs ont même soutenu que l'on pouvait obtenir, par cette méthode, des modifications importantes de la forme des os, des corrections importantes, par adaptation fonctionnelle, des difformités osseuses.

Dans différents chapitres, nous examinerons le rôle, l'action, les résultats thérapeutiques donnés par le traitement gymnastique.

Disons dès à présent que, d'une façon générale, l'exercice, employé seul, ne convient qu'au traitement de certaines difformités. Le plus souvent il n'est que l'adjuvant d'autres méthodes, particulièrement du traitement mécanique ou chirurgical.

Vouloir utiliser la kinésithérapie seule, à l'exclusion des autres méthodes, expose à des déconvenues et à des insuccès.

Sans trop insister sur les idées théoriques, et sur l'analyse des divers mouvements, nous indiquerons particulièrement les exercices pratiques que nous utilisons depuis longtemps et auxquels l'expérience nous a fait reconnaître une valeur incontestable. Nous indiquerons surtout les limites d'action de la gymnastique, les cas où elle devient un adjuvant utile, souvent indispensable, des autres méthodes de cure orthopédique.

Nous avons emprunté nos exercices aux différentes écoles gymnastiques (écoles française, allemande, suédoise), sans être inféodé à aucune d'une façon exclusive.

Nous décrirons les divers exercices actifs, passifs, manuels, avec résistance, les mouvements faibles, forts, très forts.

Nous recommanderons quelques exercices exécutés avec l'aide d'appareils simples, avec résistance, avec des appareils plus compliqués, mécanothérapiques.

Nous étudierons enfin les manipulations de redressement et de mobilisation les plus importantes qui ne sont pas à proprement parler de véritables exercices gymnastiques, mais qui doivent être rapprochés des mouvements passifs. Elles constituent souvent le premier temps indispensable de la cure, sans lequel le traitement gymnastique ne peut être utilisé.

GYMNASTIQUE ORTHOPÉDIQUE

CHAPITRE PREMIER

TORTICOLIS

Le traitement gymnastique ne convient qu'à quelques formes de torticolis, le plus souvent comme adjuvant d'autres méthodes thérapeutiques.

Dans le *torticolis aigu*, l'extension du cou, les mouvements lents et graduels des muscles contracturés (Larghi), sont le complément indispensable du massage et des autres moyens de cure.

Torticolis congénital. — Les *manipulations de redressement*, les *mouvements gymnastiques* sont absolument indiqués dans le *torticolis congénital*, à la période fonctionnelle du traitement, après les sections musculo-tendineuses.

Ils ne nous ont jamais donné de résultats appréciables, dans les torticolis congénitaux, même très peu prononcés, qui n'ont pas été soumis aux ténotomies.

1° Mouvements passifs. — Ces mouvements ont pour but de détendre, d'allonger les parties qui sont encore contracturées, de fortifier les muscles relâchés et affaiblis ; de renforcer les muscles sains qui doivent produire une hypercorrection, d'agir sur la scoliose qui accompagne presque toujours le torticolis ancien. Ils peuvent être exécutés de diverses façons.

a) Le sujet est placé en suspension verticale (fig. 1). L'étrier de l'appareil est déplacé du côté de la concavité

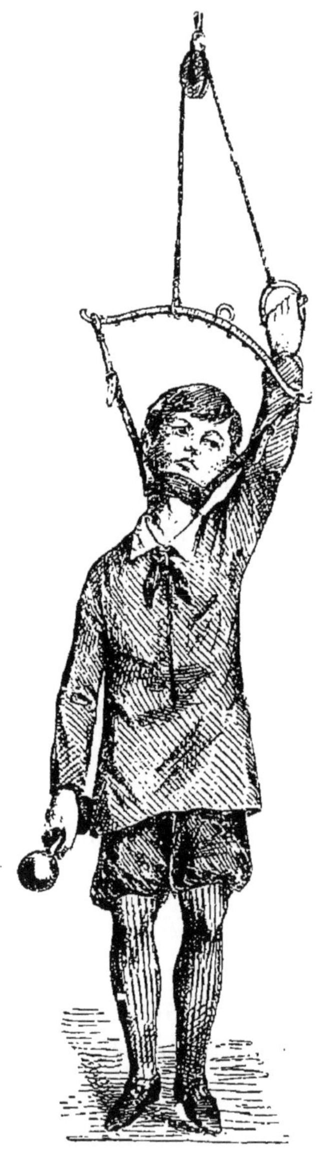

Fig. 1. — Redressement du torticolis par la suspension verticale.

de la courbure cervicale. La main du côté sain saisit la

poignée, pendant que l'autre tient un poids destiné à immobiliser et à abaisser l'épaule du côté malade.

L'inclinaison latérale de la tête peut être obtenue en interposant un tampon, constitué par une bande roulée, entre la tête du sujet et un des chefs de la mentonnière de suspension.

b) Le sujet est placé dans la position de la fig. 3, p. 6, recommandée pour la mobilisation du torticolis postérieur. Cette position permet d'agir efficacement sur les attitudes vicieuses de la tête, d'obtenir facilement le redressement de la difformité, une extension et une rectitude parfaite du rachis, l'allongement passif des muscles contracturés, en évitant les mouvements de l'épaule qui peut être énergiquement repoussée et abaissée par le chirurgien.

c) Le sujet est placé entre les genoux du chirurgien, tournant le dos à l'opérateur, les membres inférieurs immobilisés par un aide.

d) Le sujet est en décubitus dorsal sur une table, la tête et les épaules dépassant le bord, la tête portant à faux, les mains, solidement cramponnées aux pieds ou au bord de la table, immobilisent les épaules.

Dans ces diverses positions, l'aide, avec une main, place le rachis, et le cou en extension, avec l'autre main, il presse fortement du côté opposé au torticolis, au niveau de la convexité de la scoliose cervicale (fig. 2).

Il produit des mouvements de torsion, d'extension et d'inclinaison latérale de la tête.

2° Mouvements actifs. — Ces mouvements ont pour but de fortifier les muscles du cou affaiblis ou inactifs, principalement ceux *du côté sain* qui doivent maintenir l'hypercorrection. Ils sont recommandés, après les mouvements passifs, lorsque la mobilisation vertébrale est obtenue, et quelquefois aussi, comme exercices préliminaires, avant le traitement chirurgical du torticolis.

Les mouvements à recommander, avec ou sans résistance, sont très variables. Ils doivent être exécutés méthodiquement, en se basant sur la fonction des muscles atteints. On agit surtout sur les muscles extenseurs et rotateurs de la tête, sur le sterno-cléido-mastoïdien, sur le trapèze.

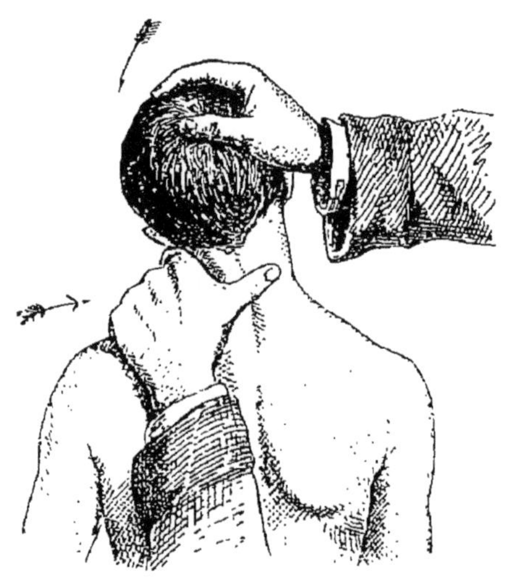

Fig. 2.

Principaux exercices à recommander.

Exercice I. — Le sujet, placé de côté, appuie la partie latérale du bassin et du thorax, du côté du torticolis, contre un plan résistant, la bome, une barre de gymnastique. Son bras s'enroule autour de la bome ou de la barre, fixe l'épaule.

Le chirurgien, en arrière du patient, place la main à plat sur la partie latérale du cou, du côté de la convexité cervicale, opposée aux parties rétractées. Il engage alors le malade à faire des mouvements d'extension, de flexion latérale et de rotation de la tête du côté sain, pendant qu'il oppose, avec la main, une résistance à ces mouvements.

Exercice II. — Le sujet est assis sur une chaise. Il se cramponne avec ses mains à la base du dossier et fixe ainsi ses épaules.

Dans cette attitude, il exécute des mouvements actifs d'extension, de flexion et de rotation de la tête, du côté sain.

Le sujet doit aussi faire seul, tous les jours, des mouvements actifs de redressement et d'inclinaison, dans le sens opposé aux parties rétractées.

On invite le patient à se regarder dans un miroir et à apprendre les mouvements qu'il doit faire pour corriger sa difformité.

Pendant les exercices, il est utile de faire tenir un poids par la main du côté du torticolis, afin de bien immobiliser l'épaule de ce côté.

Les mouvements sont continués jusqu'à ce que le sujet arrive presque à toucher l'épaule du côté sain avec l'oreille de ce même côté.

Le traitement kinésithérapique du torticolis congénital, après la section complète de toutes les parties fibreuses, aponévrotiques et musculaires, rétractées, donne de rapides et brillants résultats. Il permet de supprimer complètement les appareils orthopédiques de soutien ou de redressement, que quelques auteurs recommandent encore dans le traitement consécutif de cette difformité.

Nous avons insisté sur ce point de pratique important et donné des observations probantes dans notre livre sur *le Torticolis et son Traitement*. Paris, 1898.

Torticolis postérieur. — Dans les différentes formes de torticolis qui dépendent de la polyarthrite chronique

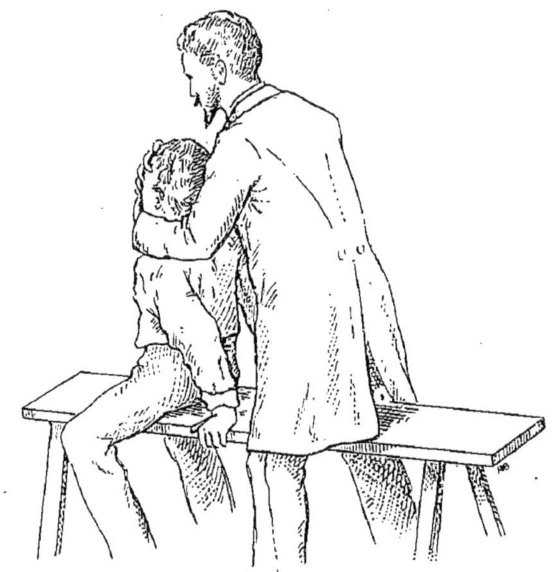

Fig. 3.

rhumatismale, décrits sous le nom de *torticolis postérieur* (*torticolis chronique articulaire* ou *osseux*, *arthrite occipito-atloïdienne* de Dally), on prescrira un traitement gymnastique, lorsque les phénomènes inflammatoires seront éteints, après les redressements forcés, à la période de convalescence, lorsqu'il persiste une inclinaison ou une rotation vicieuse de la tête.

On procédera, dans tous les cas, avec une très grande prudence, afin d'éviter les déplacements des vertèbres, des compressions brusques du bulbe. Il faut rigoureusement s'abstenir de toute manœuvre, de tout mouvement, dans le torticolis osseux Pottique.

Les manipulations, les mouvements, actifs ou passifs, à recommander dans le torticolis postérieur, diffèrent peu de ceux que nous avons précédemment indiqués pour le traitement du torticolis congénital.

La position représentée, fig. 3, qui a été recommandée pour exécuter le redressement forcé des torticolis postérieurs, permet d'exécuter facilement, sans brusquerie, sans secousse, graduellement, des mouvements passifs et aussi des mouvements actifs, avec résistance.

Torticolis d'origine nerveuse. — Dans les diverses formes de *torticolis nerveux*, particulièrement dans le torticolis *spasmodique*, *mental*, *hystérique*, par *tics des muscles du cou*, la gymnastique nous a donné d'excellents résultats.

Les méthodes gymnastiques, récentes, de correction ou de rééducation, dans les cas de spasmes, de tics des muscles cervicaux ou de la tête, consistent à faire exécuter aux muscles, atteints de spasmes ou de convulsions, des mouvements commandés (Trousseau), réguliers, rythmés, à prescrire l'immobilisation des mouvements et les mouvements d'immobilisation (Brissaud, H. Meige et Feindel).

Après avoir appris au sujet à conserver l'immobilité

pendant un temps progressivement croissant, on l'invite, en se servant du contrôle du miroir, à corriger l'attitude vicieuse, à régulariser les mouvements, à remplacer ceux qui sont involontaires et incorrects par des mouvements de correction.

Par des mouvements symétriques, on corrige, par l'acte correct du côté sain, l'acte incorrect du côté malade (Gymnastique en miroir).

La gymnastique respiratoire (Pitres, Cruchet), combinée avec la méthode de Brissaud, rend de réels services.

Dans le *torticolis paralytique*, par des *mouvements actifs*, on agit sur les muscles qui sont incomplètement paralysés, on cherche à obtenir des suppléances; par des *mouvements passifs*, on combat la rétraction des antagonistes sains.

La *gymnastique de la région du cou*, indiquée dans quelques difformités (*cyphose, scoliose cervicale, paralysies musculaires*), s'exécute suivant la technique précédemment indiquée. Suivant le cas, suivant la nature de l'affection, le sens de la difformité, suivant les muscles atteints, on prescrit, soit des exercices d'extension, soit de flexion, des mouvements de rotation, d'inclinaison latérale à droite ou à gauche, dans quelques cas, le port de fardeaux sur la tête, l'usage de la corbeille de Nycander (voir p. 50) qui a l'avantage de mettre en action les muscles extenseurs de la tête et du cou.

CHAPITRE II

DÉVIATIONS DU RACHIS

La gymnastique appliquée à la prévention et au traitement des déviations vertébrales, *gymnastique orthorachidique*, comprend une série d'attitudes et de mouvements qui ont surtout pour but :

De fortifier les muscles du tronc, principalement les muscles spinaux ;

D'agir sur certains groupes musculaires qui peuvent redresser la colonne ;

De relever la fonction mécanique et statique du rachis ;

De mieux équilibrer la surcharge ;

De soustraire les vertèbres, en sollicitant l'action musculaire, à la pression des parties supérieures du corps ;

De corriger les attitudes vicieuses ;

De rétablir la symétrie du tronc ;

De redresser et de maintenir le rachis dans la meilleure position possible ;

D'assouplir, de mobiliser, le rachis et les parties molles rigides ;

D'obtenir même des changements de forme des os, soit par l'action musculaire, soit par le fonctionnement répété du rachis en position redressée :

D'agir favorablement sur l'état général.

Pour quelques enthousiastes, la gymnastique remplirait, à elle seule, toutes les conditions du traitement des déviations. Elle redresserait les courbures, corrigerait la rotation, ferait disparaître les gibbosités et les déformations thoraciques.

Nous apprécierons plus loin la valeur, les limites, les indications de cette méthode thérapeutique.

Glisson, Andry, Shaw, Delpech, Lachaise, H. Ling, Nitzsche, Bouvier et Bouland, Schreber, Schildbach, Paz, Zander, L.-A. Sayre, Eulenburg, Busch, Behrend, V. Mosengeil, J.-J. Hartélius, J. Schreiber, Dubreuil (de Marseille), Dally, M.-B. Roth, J.-B. Reynier, A. Hoffa, W. Schulthess, A. Wide, J. Teschner, Noble Smith, Mikulicz et Tomasczewski, ont décrit les principaux exercices.

Dans quelques exercices de la *gymnastique Française* (Gymnastique de Delpech), dans la *gymnastique Allemande*, les muscles sont mis à contribution par le poids du corps. Les mouvements s'exécutent avec une faible charge.

Dans la *gymnastique Suédoise*, les mouvements d'opposition ou dédoublés et les mouvements doubles concentriques ou doubles excentriques, sont exécutés avec le concours d'aides, *sans résistance*, s'il s'agit de mouvements passifs, *avec résistance*, s'il s'agit de mouvements actifs. On fortifie et on rééduque surtout certains groupes musculaires qui redressent le rachis.

Par la *mécanothérapie*, par la *gymnastique mécanique*, on cherche, à l'aide d'appareils, en général assez compliqués, à conduire les mouvements dans un sens déterminé, à agir sur des points précis, à localiser les points de flexion et surtout à graduer la dépense de force.

La gymnastique mécanique est actuellement très en faveur pour le traitement des déviations du rachis.

Nous étudierons :

I. *Les Exercices généraux* ;

II. *Les Exercices spéciaux*.

Les *exercices généraux, libres, symétriques*, avec ou sans appareils, sont surtout destinés à fortifier les muscles du tronc, à corriger les attitudes vicieuses, à mobiliser le rachis, sans tenir compte de la forme, de la nature des déviations. Ils sont, le plus souvent, combinés avec les exercices spéciaux.

Les *exercices spéciaux, asymétriques*, avec ou sans appareils, agissent spécialement sur certains muscles, sur les attitudes vicieuses du tronc et du rachis. Ils corrigent même, d'après quelques orthopédistes, les courbures, modifient favorablement les déformations de la colonne et du thorax.

Ces deux catégories d'exercices comprennent des exercices avec mouvements *actifs*, produits par les propres forces du sujet, et des exercices avec mouvements *passifs*.

Nous décrirons succinctement les principales *manipulations* et les exercices de *redressement passif manuel*, les positions recommandées dans la mobilisation passive étant utilisées dans les exercices gymnastiques, les manipulations étant souvent pratiquées pendant l'exécution active de certains mouvements.

La mobilisation des déviations rigides du rachis par les manipulations, est, en outre, un temps préparatoire indispensable à l'application du traitement gymnastique.

La gymnastique ne peut, dans les déviations prononcées, avoir une action favorable que si le rachis a été préalablement mobilisé par les manipulations ou les appareils de mécanothérapie.

Avant tout, il faut indiquer au sujet la position qui lui permet de corriger les attitudes vicieuses, d'obtenir le redressement des courbures, de fortifier les muscles régulateurs des attitudes.

Quelques-unes de ces positions sont des positions initiales, commandées avant l'exécution des mouvements gymnastiques (*position d'entrée* de Nitzsche, *position droite* ou *améliorée*, *attitude prolongée* des gymnastes Suédois).

Suivant la méthode de Kjölstads et d'A. Tidemand, le sujet, debout, les talons joints et les pieds ouverts à angle droit, se figure devant lui une croix dont la ligne transversale est à la hauteur des épaules. L'axe vertical du corps doit être exactement dans le sens de la ligne verticale de la croix. Le patient exécute lentement, avec les bras, différents mouvements qui correspondent à la ligne horizontale.

Le sujet peut encore, conservant une rectitude parfaite, faisant un effort volontaire de redressement, se tenir sur la pointe des pieds et marcher dans cette position, fléchissant alternativement les genoux et appuyant alternativement les pieds à plat sur le sol. Lorsque l'un des pieds touche le sol, le genou, du côté opposé, doit être ployé ; afin de faciliter l'effort volontaire et d'obtenir une forte extension du tronc, les sujets saisissent des poignées placées sur une ceinture, entourant le bassin, suivant les dispositions de la figure 4.

J.-B. Reynier conseille à ses malades de se figurer un

tube de caoutchouc, qui par sa partie moyenne, embrasserait la région postérieure du cou et irait, par ses deux extrémités, légèrement tendu, se fixer, de chaque côté, au niveau du pli de l'aine. On peut enfin recommander

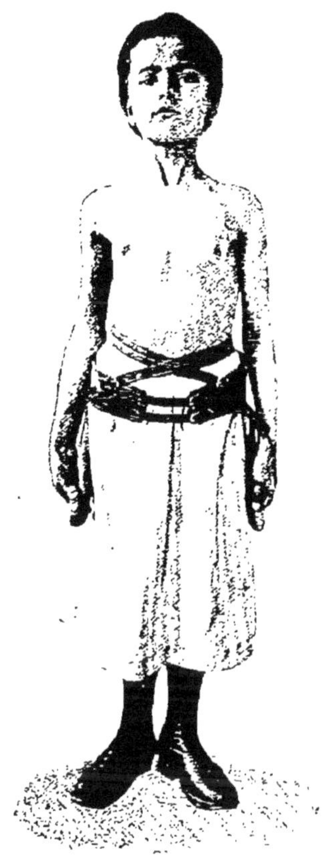

Fig. 4.

une position améliorée avec redressement des courbures du rachis par des mouvements volontaires, en tirant parti des sentiments de fierté, d'orgueil (J.-B. Reynier).

Nous avons insisté depuis longtemps sur l'importance d'obtenir des positions rectifiées, soit avant ou pendant l'exécution de certains mouvements.

La fig. 9, p. 17 indique la position initiale, rectifiée, attitude fixe, « Ställning » des Suédois, que nous recommandons avant l'exécution des exercices de gymnastique générale dans la station debout.

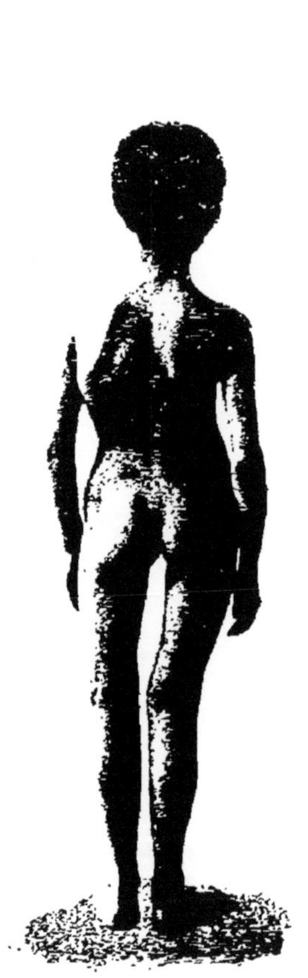

Fig. 5. — Sujet atteint de scoliose dorsale à convexité gauche.

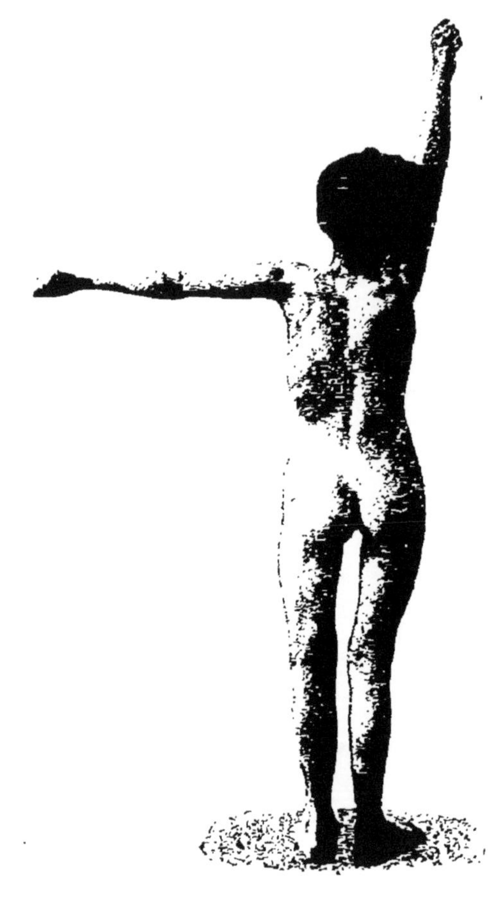

Fig. 6. — Le même sujet, dans la position dite « Key note ».

Nous recommandons souvent la position fondamentale « Key note », de B. Roth (fig. 5 et 6).

Les attitudes représentées dans les fig. 7 et 8, d'après A. Wide (de Stockholm), sont très utiles pour la correction des scolioses totales en C et des scolioses lombaires ou dorso-lombaires.

Dans le cas de courbure unique, le sujet est placé dans la position de la fig. 7 (*Scoliose totale à convexité droite*).

Dans le cas de scoliose dorso-lombaire, l'attitude est légèrement modifiée, le bras gauche est étendu en avant, le membre inférieur droit, étendu en arrière (*Scoliose*

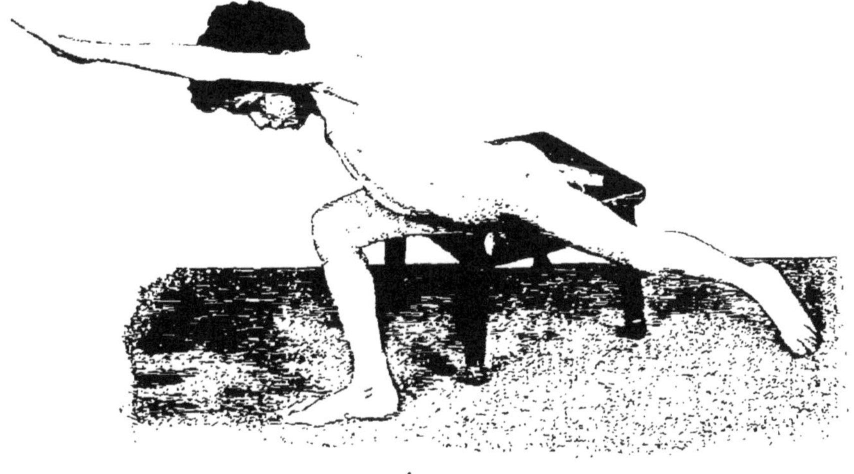

Fig. 7.

dorsale à convexité droite, lombaire à convexité gauche). L'extension se fait suivant une ligne diagonale.

La fig. 8 indique le mode d'action de cette attitude et la correction obtenue.

Le sujet doit étendre les membres supérieurs et inférieurs avec un effort soutenu, pendant quelques secondes.

Les sujets dont on veut corriger les attitudes vicieuses par un redressement actif (*auto-correction*), sont placés devant une glace. Ils contrôlent, à l'aide des yeux, les efforts qu'ils doivent faire pour se redresser.

On trace sur la glace, avec de la craie ou avec des fils noirs fixés en plusieurs points du cadre (J. Dollinger), divers axes fondamentaux qui servent de points de repère pour corriger la déviation de la tête, des épaules, du tronc et du bassin, pour modifier la forme de la poitrine.

Les exercices d'équilibre, de marche sur la pointe

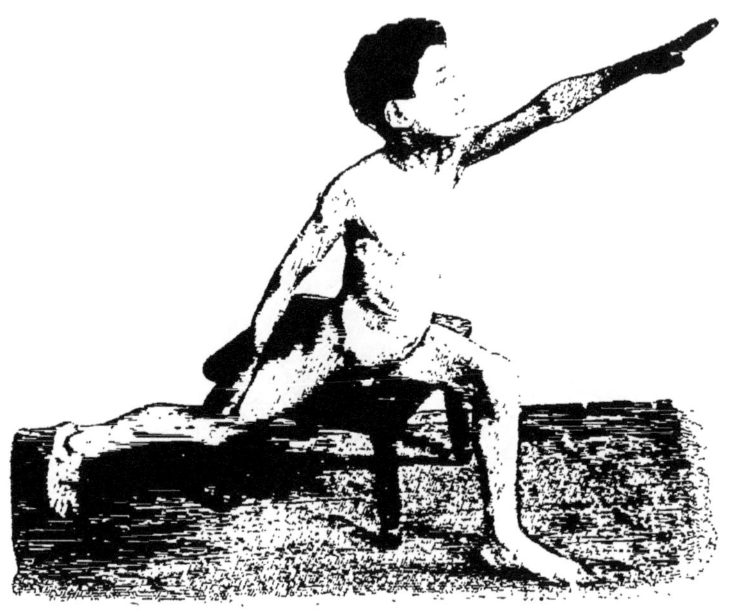

Fig. 8.

des pieds, sur une planche étroite (Delpech), le port de fardeaux sur la tête (N. Andry, Nycander) sont utiles pour obtenir la coordination des mouvements et la régularisation des attitudes.

Nous décrirons plus loin les diverses positions rectifiées, les exercices d'extension du tronc, avec ou sans résistance, qui sont la base de la plupart des exercices gymnastiques, généraux ou spéciaux.

Les exercices d'*auto-correction*, de *redressement actif*, sont utiles comme préparation à certains mouvements, comme traitement préventif, comme moyen de correction des attitudes vicieuses.

I. — EXERCICES GÉNÉRAUX, SYMÉTRIQUES

§ 1. — Exercices dans la station debout.

Nous recommandons les principaux exercices suivants :

Exercice I. — *Position fixe. — Extension du tronc et de la colonne vertébrale.* (Fig. 9.)

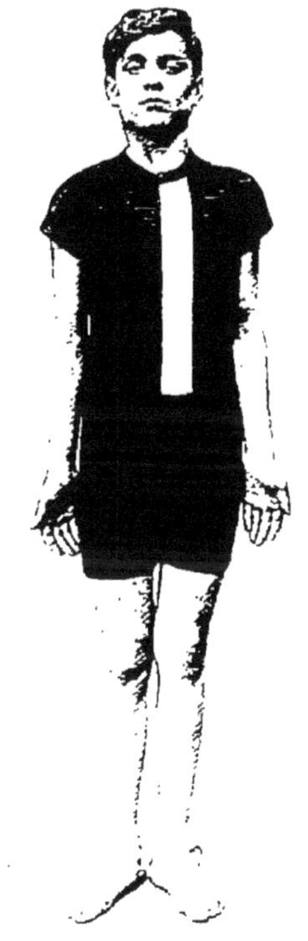

Fig. 9.

Station debout, les pieds en équerre, les talons se

touchant, les membres inférieurs rapprochés, sans aucune flexion des genoux, en extension forcée.

Le cou bien tendu, la tête très légèrement portée en haut et renversée en arrière, le haut du corps un peu incliné en avant.

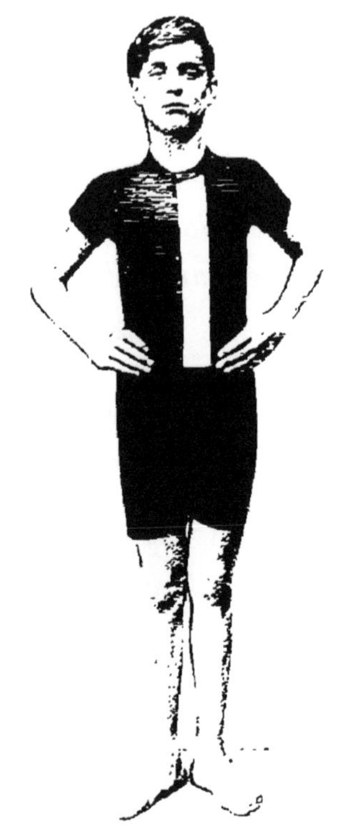

Fig. 10.

Les membres supérieurs énergiquement étendus, pressés contre le corps, les mains ouvertes, leurs faces palmaires regardant en avant. *Éviter de trop rapprocher les omoplates, de creuser la légion lombaire.*

Dans cette position, étendre le tronc et la colonne vertébrale, avec énergie, comme si on voulait se grandir,

« comme si on voulait toucher le plafond avec le sommet de la tête » (Bouvier et Bouland.)

Cette attitude, attitude militaire « Fixe », « Ställning des Suédois », est la position initiale de la plupart des exercices gymnastiques, dans la station debout, recommandés dans le traitement des déviations vertébrales.

EXERCICE II. — *Extension du tronc et de la colonne vertébrale, les mains fortement appuyées sur les hanches.* (Fig. 10.)

Étendre vigoureusement le tronc et la colonne vertébrale.

Même attitude du haut du corps, de la tête, des membres inférieurs, des pieds que dans l'exercice précédent.

Les mains ouvertes, le pouce en arrière prennent point d'appui sur les crêtes iliaques, le pouce, un peu plus haut en arrière dans la région des apophyses transverses. Les coudes légèrement ramenés en arrière.

Cette attitude est la « position initiale » de nombreux exercices : flexion, extension, inclinaison latérale, rotation, circumduction du tronc, de la tête ; flexion et extension des genoux ; élévation, abduction et adduction des pieds ; mouvements d'inspiration et d'expiration, etc.

L'extension du rachis, la « position debout fondamentale » des Suédois, peut être obtenue dans diverses « positions de départ » : *mains aux hanches*, comme dans l'exercice précédent : *mains à la nuque ; mains aux épaules ; mains à la poitrine ; membres supérieurs verticalement tendus ; membres supérieurs tombant dans leur attitude naturelle.*

EXERCICE III. — *Extension du tronc et de la colonne vertébrale, en arc.* (Fig. 11.)

Le sujet est placé à quelque distance d'un mur, dans la position initiale de la fig. 9, page 17.

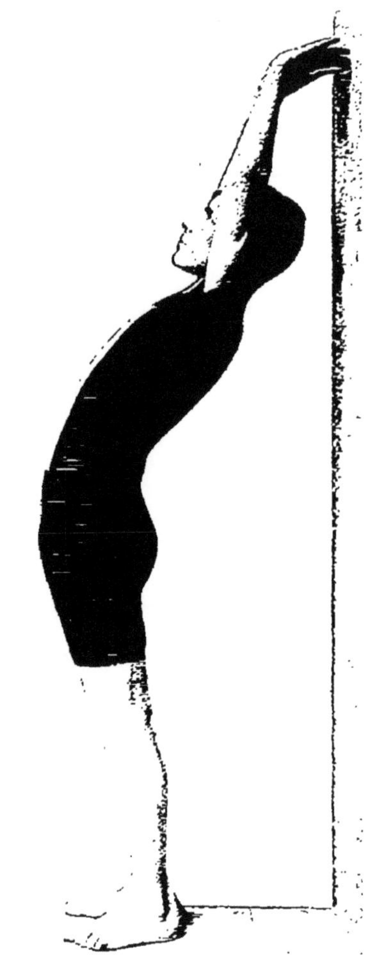

Fig. 11.

« Un ». Élever lentement les bras, les mains à la même hauteur, leur écartement, à peu près égal à celui des épaules.

« Deux ». Fléchir le tronc en arrière jusqu'à ce que les doigts touchent le mur et y prennent point d'appui. La poitrine doit être rejetée en dehors du plan des bras ; la

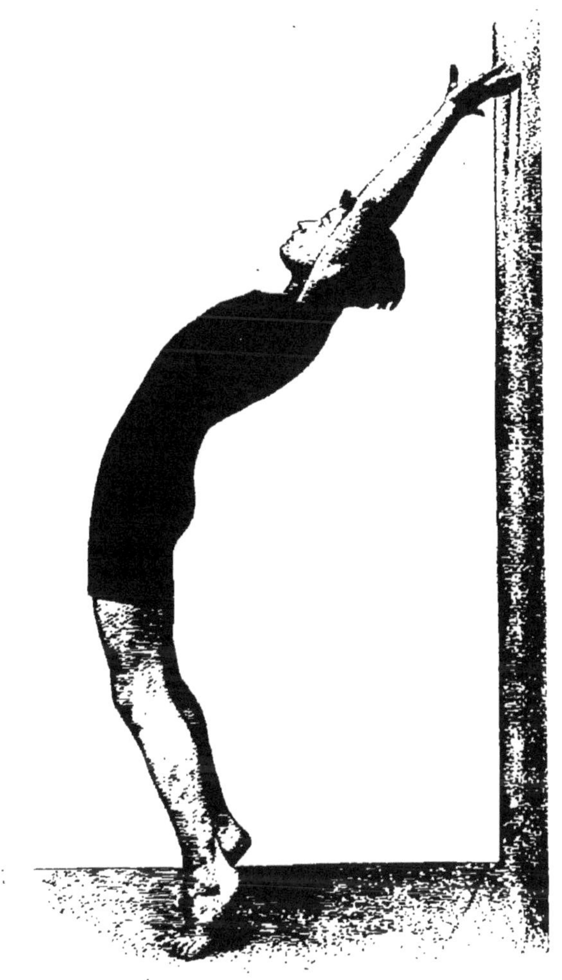

Fig. 12.

tête conserve toujours la même position par rapport au tronc ; les membres inférieurs sont bien tendus dans toutes leurs articulations.

« Trois ». Reprendre lentement la position initiale ou fléchir le tronc en avant. Dans ce dernier cas, le mouvement suivant commence dans la position de flexion en avant du tronc.

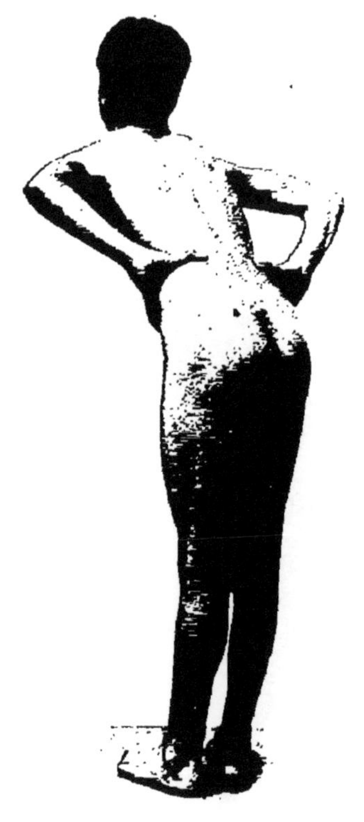

Fig. 13.

On peut, dans la position de la fig. 11, inspirer pendant qu'on s'élève sur la pointe des pieds (fig. 12), expirer en se baissant sur les talons.

Le chirurgien peut avec ses mains, placées au niveau des épaules, exercer une résistance au mouvement de flexion en arrière.

Conserver, pendant quelques instants, les positions extrêmes.

Exercice IV. — *Extension du tronc et de la colonne vertébrale, le tronc incliné en avant.* (Fig. 13.)

Prendre la position initiale, le tronc en extension, les mains solidement appuyées sur les hanches.

« Un ». Incliner, fléchir le tronc en avant, le rachis maintenu en forte extension.

Conserver quelque temps cette attitude.

« Deux ». Reprendre la position initiale.

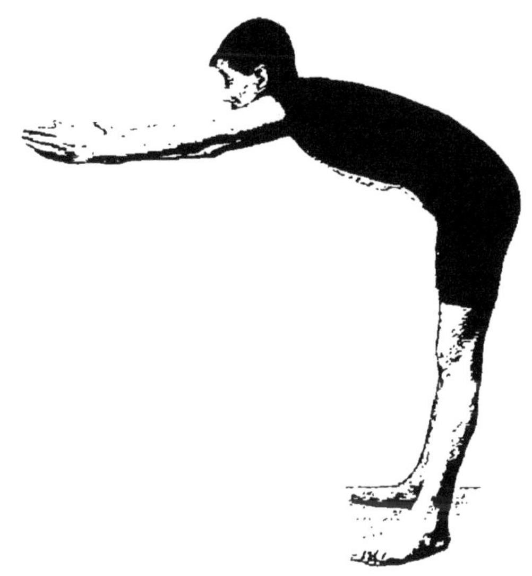

Fig. 14.

Exercice V. — *Flexion du tronc en avant.* (Fig. 14.)

Prendre la position initiale (fig. 9) : le tronc en extension, les bras pendants, pressés contre le corps.

« Un ». Fléchir fortement le tronc en avant, les membres supérieurs énergiquement tendus en avant, la tête légèrement fléchie en arrière (fig. 14).

« Deux ». Reprendre lentement la position initiale, redresser énergiquement le tronc.

La flexion et l'extension du tronc peuvent s'exécuter dans diverses positions des membres supérieurs.

La flexion du tronc avec les bras en position élevée, est souvent utile.

EXERCICE VI. — *Flexion du tronc en avant, les bras élevés.*

« Un ». Étendre le rachis. Élever verticalement les membres supérieurs.

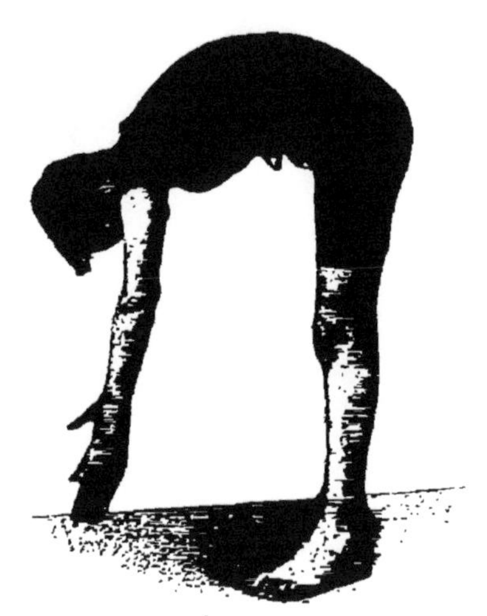

Fig. 15.

« Deux ». Fléchir le tronc en avant à 45°. les mains se rapprochant du sol (fig. 15).

« Trois ». Reprendre lentement la position initiale.

Dans tous les exercices précédents d'extension et de redressement du tronc, le chirurgien peut exercer une résistance avec ses mains placées, soit au niveau du cou, soit au niveau de la région dorsale.

EXERCICE VII. — *Flexion du tronc en avant. Mouvements des membres supérieurs.*

Placer le sujet dans la position de flexion en avant du tronc et d'extension du rachis de la fig. 14.

1° *Flexion et extension des membres supérieurs.*

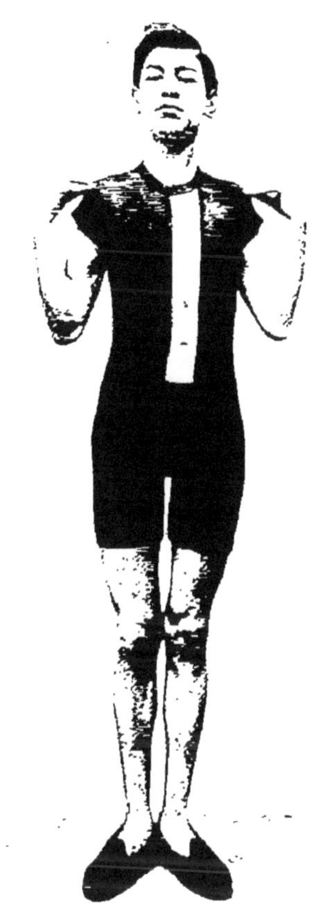

Fig. 16.

« Un ». Fléchir les coudes, rapprocher énergiquement les mains un peu en dehors des épaules (fig. 16).

« Deux ». Détendre brusquement les coudes et faire

reprendre aux membres supérieurs leur position initiale.

2° *Balancement des membres supérieurs.*

« Un ». Les membres supérieurs étendus dans la position de la fig. 14, les balancer et les conduire en avant et en haut, les mains étant tournées en pronation.

« Deux ». Ramener les bras en dehors et en arrière, les mains se plaçant en supination (fig. 17).

3° *Circumduction des membres supérieurs.*

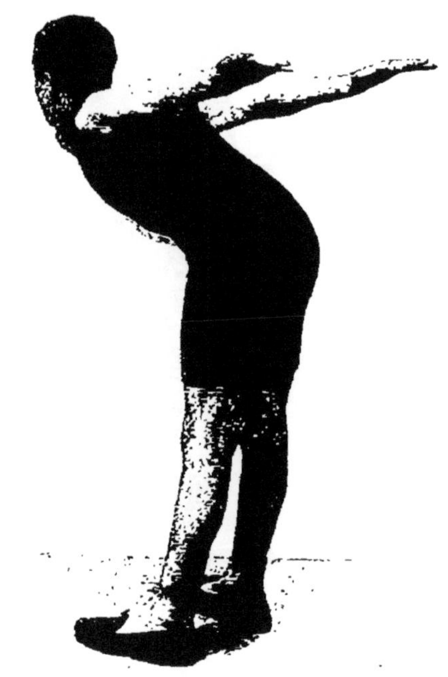

Fig. 17.

Placer le sujet dans la position de flexion en avant du tronc, les membres supérieurs en extension latérale à la hauteur des épaules.

« Un ». Mouvement de circumduction des membres supérieurs autour de l'articulation de l'épaule.

« Deux ». Reprendre la position initiale.

EXERCICE VIII. — *Flexion du tronc en avant avec rotation du tronc et du rachis.* (Fig. 18.)

Écarter les pieds latéralement, les éloigner d'un pas. Prendre la position initiale, flexion du tronc, les membres supérieurs étendus en arrière.

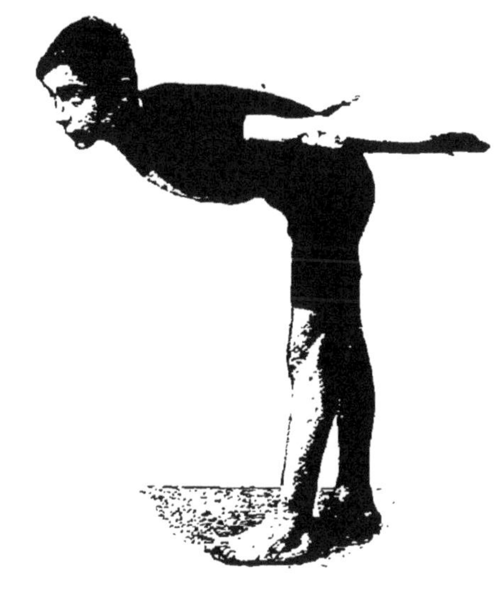

Fig. 18.

« Un ». Fléchir le tronc en avant, les membres supérieurs restant fortement relevés en arrière, la tête étendue en arrière.

« Deux ». Inclinaison Rotation du tronc à gauche.

« Un ». Fléchir le tronc en avant.

« Deux ». Inclinaison et rotation du tronc à droite. Après plusieurs mouvements, reprendre la position initiale.

EXERCICE IX. — *Flexion latérale du tronc.* (Fig. 19.)

Station debout. Forte extension du tronc.

Mains à la nuque ou aux hanches. Dans le cas de scoliose habituelle, à double courbure, une main ouverte, le pouce en arrière au niveau du sommet de la convexité, l'autre main au niveau de la crête iliaque.

Fléchir alternativement, également, le tronc à droite et à gauche.

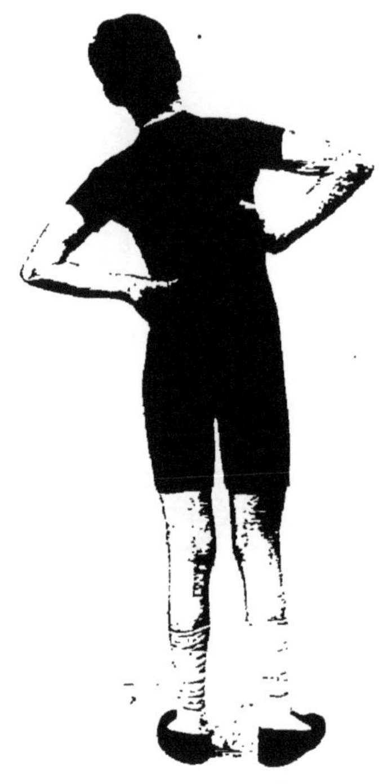

Fig. 19.

Les mains, bien appuyées, fixent les points autour desquels se fait le mouvement de flexion.

La tête, sans raideur, se fléchit, en suivant les mouvements d'inclinaison du tronc.

EXERCICE X. — *Rotation du tronc.*

Même position du sujet que dans l'exercice IX.

Rotation du tronc, alternativement, également à droite et à gauche.

La tête doit décrire le plus grand arc de cercle possible, regarder en arrière au moment de la limite extrême de chaque mouvement de rotation. Éviter de fléchir le cou, les hanches, les genoux.

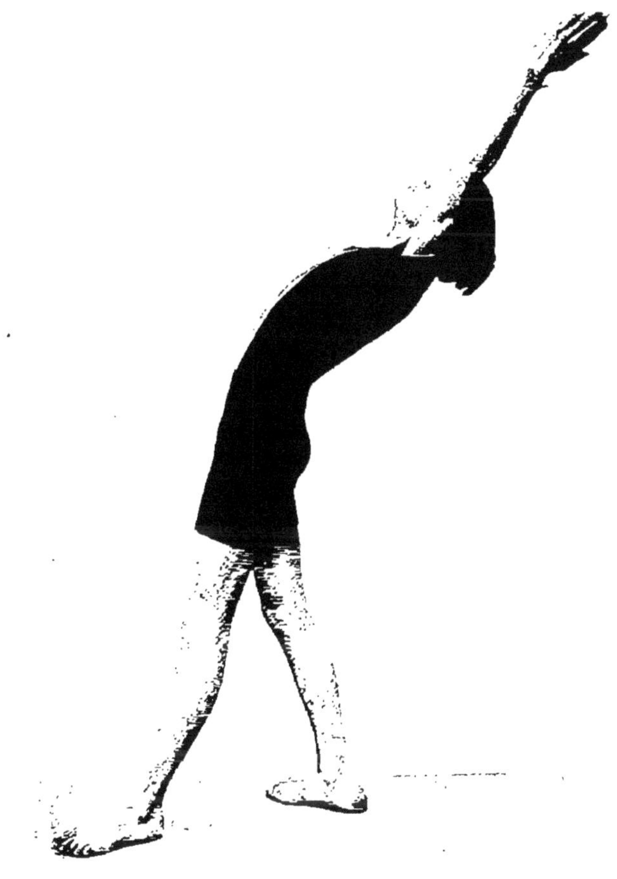

Fig. 20.

Exercice XI. — *Extension et flexion du tronc. Fente en avant.* (Fig. 20.)

Station debout, forte extension du tronc.

Porter le pied gauche obliquement et à 45° en avant, en fléchissant légèrement le genou. Le poser à terre sans frapper dans sa direction primitive à deux fois sa longueur de talon à talon ; le genou en dehors et placé au-dessus de la pointe du pied.

Maintenir tendu le membre inférieur droit, le pied à plat.

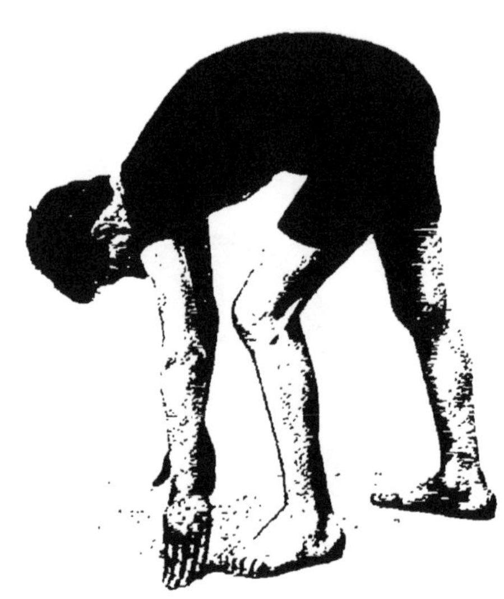

Fig. 21.

« Un ». Relever progressivement le tronc et les membres supérieurs jusqu'à l'extension aussi complète que possible (fig. 20), en faisant une inspiration profonde.

« Deux ». Abaisser les membres supérieurs et fléchir le tronc en faisant une forte expiration (fig. 21).

Revenir à la position initiale.

Faire le mouvement en avançant le pied droit.

Les mouvements de flexion en avant du tronc, avec fente, peuvent être combinés avec divers mouvements des bras.

EXERCICE XII. — *Flexion des genoux.*

Position « fixe », les mains aux hanches, le pouce en arrière.

1er Temps. — Élévation sur la pointe des pieds.

S'accroupir lentement.

2e Temps. — Flexion extrême des genoux, cuisses en abduction, le tronc et la tête conservant la ligne verticale, la poitrine bombée, les épaules et les coudes en arrière.

3e Temps. — Se relever lentement et se placer sur la pointe des pieds.

4e Temps. — Reprendre la position de départ, les talons retombant sur le sol.

Quelques-uns des exercices précédents peuvent être appris, avec appui, en adossant le sujet au mur, à une porte (Golding-Bird), en le fixant à un poteau avec une ceinture, en le plaçant sous une toise.

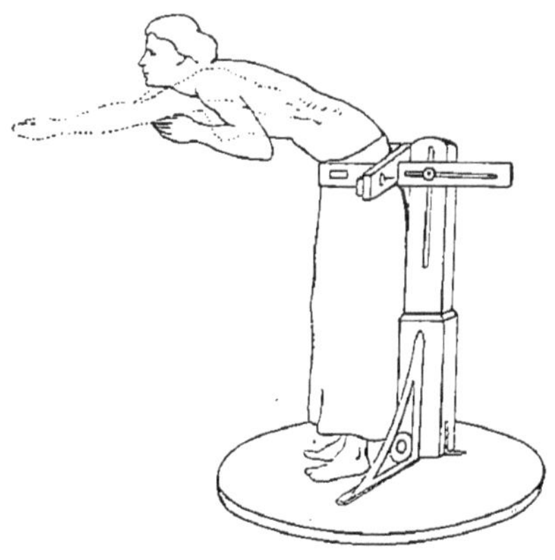

Fig. 22.

La fixation du bassin, pendant les exercices, avec notre appareil, ou avec l'appareil de Bade, de R. W. Lovett (fig. 22), est souvent utile en permettant de localiser sur la colonne vertébrale l'action des mouvements.

§ 2. — Exercices pendant la marche.

Principaux exercices pouvant être exécutés *pendant la marche :*

Exercice I. — « Un ». Le sujet étant dans la position initiale, le rachis en extension (fig. 9, page 17), élever les bras en avant, puis en haut.

Au commandement « Marche », faire un pas en avant.

« Deux ». Reprendre la position initiale, et ainsi de suite.

Cet exercice peut être exécuté en élevant les membres supérieurs, au commandement « Un », en avant, puis en haut et ensuite latéralement à la hauteur des épaules. On peut encore commander au sujet de fléchir les genoux et de s'élever sur la pointe des pieds.

Exercice II. — « Un ». Porter vivement les mains en fléchissant les avant-bras au niveau de la pointe des épaules.

« Deux ». Écarter les membres supérieurs latéralement jusqu'à la hauteur des épaules.

Au commandement « Marche », un pas en avant.

« Trois ». Reprendre la position initiale et ainsi de suite.

Exercice III. — « Un ». Étendre les membres supérieurs latéralement à la hauteur des épaules.

« Deux ». Mouvements de circumduction des membres supérieurs qui s'abaissent, se rapprochent, se croisent et s'élèvent ensuite en s'éloignant l'un de l'autre.

Au commandement « Marche », un pas en avant.

« Trois ». Reprendre la position initiale et ainsi de suite.

Ces exercices de marche peuvent s'exécuter et se combiner de diverses façons.

Les divers mouvements des membres supérieurs sont commandés pendant la flexion en avant, l'extension en arrière, l'inclinaison latérale, la rotation du tronc.

Les flexions des genoux, les élévations sur la pointe du pied, sont utilement ajoutées à quelques-uns des principaux exercices de marche.

§ 3. — Exercices dans la position assise.

Le sujet est assis sur une chaise à dos droit, une ceinture fixant le tronc. Il peut, dans le cas de cyphose, appliquer fortement le dos au dossier de la chaise, pendant ou dans l'intervalle des divers exercices. Il peut encore fléchir le tronc sur les cuisses, une résistance étant opposée au redressement.

L'exercice de flexion du tronc dans la position assise est exécuté de la façon suivante :

S'asseoir sur un banc, les pieds reposant à terre, les talons rapprochés, les pointes écartées.

Saisir avec les mains, placées près du corps, le rebord du banc, le dos des mains regardant directement en haut.

« Un ». Fléchir le tronc en avant et étendre la tête en arrière, en ayant soin d'étendre vigoureusement les bras en saisissant énergiquement le banc avec les mains.

« Deux ». Reprendre la position initiale.

§ 4. — Exercices dans la position horizontale. — Exercices au banc.

Ces exercices sont exécutés en couchant le sujet par terre, dans le décubitus dorsal ou ventral,' ou mieux sur le banc Suédois (22 à 25 cent. de hauteur, longueur 50 cent., larg. 25 cent.) ou sur une table de 50 cent. environ de hauteur, de 50 cent. de large et de 2 mètres de long.

Principaux exercices au banc :
Décubitus ventral.

Exercice 1. (Fig. 23.) — Étendre le sujet à plat ventre sur une table, les membres inférieurs appuyés au niveau

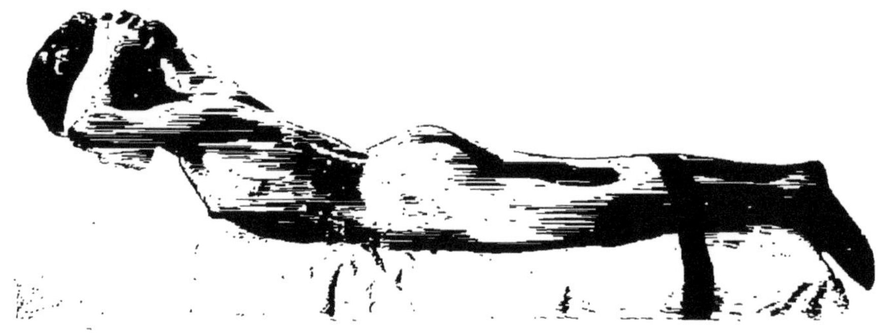

Fig. 23.

de la face postérieure des régions tibio-tarsiennes sur deux arcs en fer rembourrés, reliés à une tige verticale solidement fixée à la table, ou maintenus par une large courroie fixée, soit au-dessus des articulations tibio-tarsiennes, soit au-dessus ou au-dessous des articulations du genou. Placer les deux mains derrière la nuque ou aux hanches.

« Un ». Fléchir le tronc en arrière, sans efforts brusques, sans secousses autant que possible (fig. 23). Rester quelques secondes dans cette position.

« Deux ». Reprendre lentement la position initiale.

Pendant le mouvement de flexion en arrière du tronc : *large inspiration.*

Pendant le mouvement d'abaissement du tronc : *expiration.*

Nous décrivons plus loin (page 83) les exercices spéciaux, modifiés suivant la forme de la déviation, exécutés dans cette position.

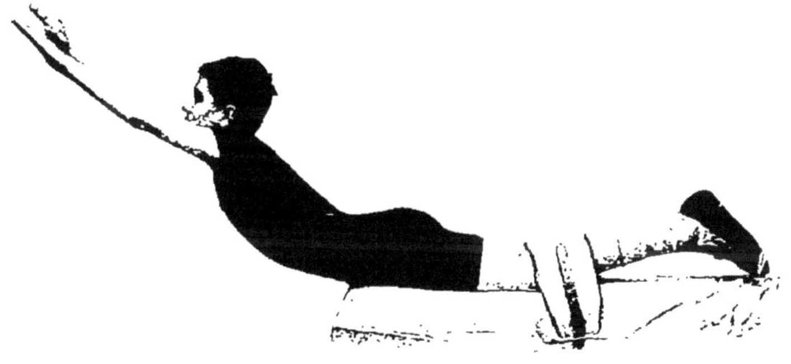

Fig. 24.

Exercice II. (Fig. 24.) — Les membres inférieurs, maintenus par une courroie, reposent seuls sur le banc, les talons rapprochés, les pointes des pieds écartées et tournées en dehors.

Les épines iliaques antéro-supérieures sont en contact

avec le bord antérieur du banc (fig. 24). Les membres supérieurs étendus et pendants prennent point d'appui sur le sol, par l'extrémité des doigts.

« Un ». Fléchir lentement le tronc en arrière, aussi complètement que possible, les bras, relevés en avant et en haut suivant le mouvement (fig. 24).

Relever légèrement la tête en arrière. Rester quelques secondes dans cette position de flexion.

« Deux ». Reprendre lentement la position initiale.

Dans cette même position :

Exercice III. — Mouvements des membres supérieurs analogues à ceux de la natation.

Exercice IV. — Mouvements de circumduction des membres supérieurs.

Exercice V. (Fig. 25, 26, 27.) — « Un ». Fléchir le tronc et élever les membres supérieurs (fig. 25).

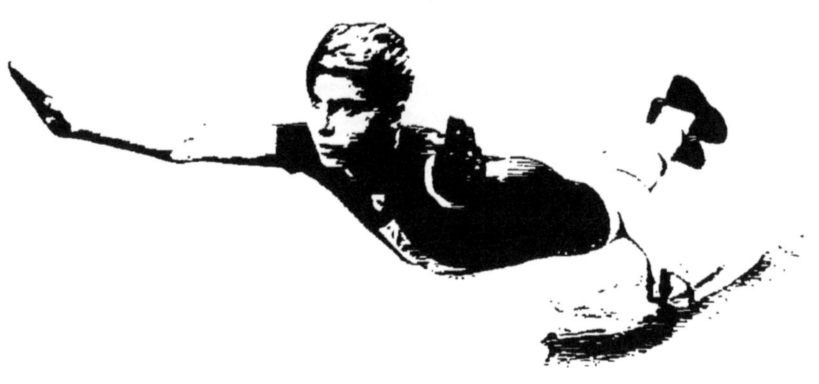

Fig. 25.

« Deux ». Fléchir les membres supérieurs dans les articulations des coudes et placer les mains au niveau de la partie externe de l'épaule (fig. 26).

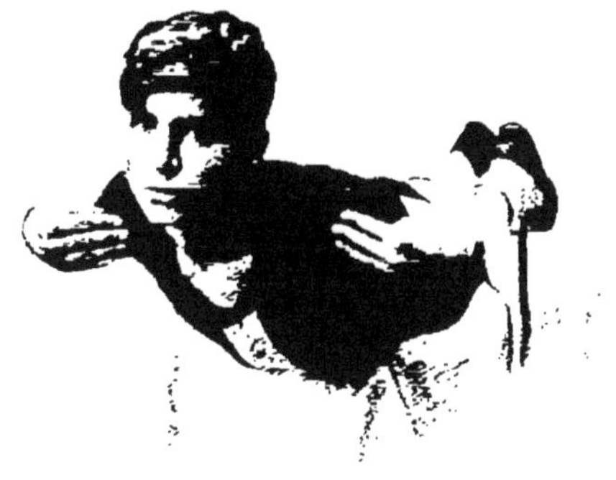

Fig. 26.

« Trois ». Détendre brusquement et étendre les membres supérieurs (fig. 27).

Reprendre lentement la position initiale.

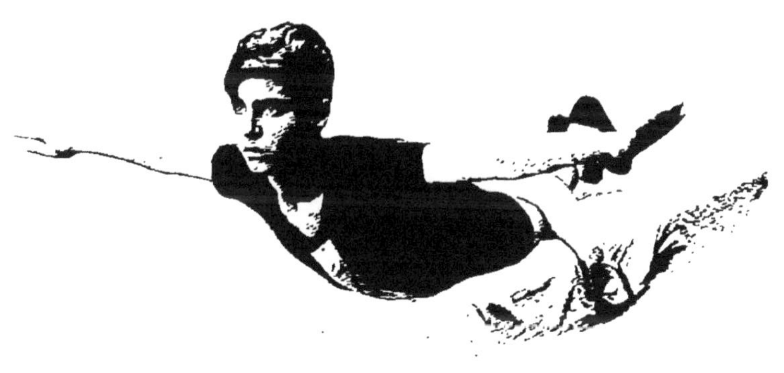

Fig. 27.

L'exercice II peut être exécuté les mains, soit à la nuque, soit aux hanches.

Les membres supérieurs peuvent être placés à diverses

hauteurs et dans des positions variées, suivant les indications spéciales (voir : *Exercices spéciaux*).

Exercice VI. (Fig. 28.) — Placer le sujet à plat ventre sur une table, le tronc reposant jusqu'à la partie inférieure de l'abdomen et maintenu par une courroie au-dessus des épaules ; les membres inférieurs fléchis à angle droit et prenant point d'appui sur le sol ; la tête légèrement relevée en arrière ; les membres supérieurs étendus en arrière, les paumes des mains tournées en bas.

« Un ». Relever, fléchir, autant que possible, les membres inférieurs et la tête (fig. 28).

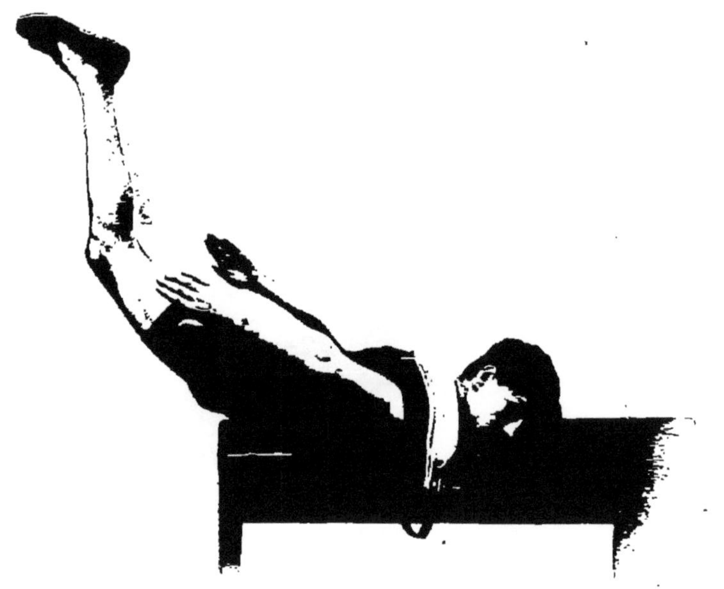

Fig. 28.

Élever légèrement les membres supérieurs.

Le rachis présente une très forte concavité.

« Deux ». Reprendre lentement la position initiale.

Dans le *décubitus ventral*, on prescrira en plus des principaux exercices que nous avons décrits (mouvements de flexion en arrière du tronc, mouvements de natation), des mouvements de flexion des genoux, en s'appuyant sur les mains et sur les genoux, etc.

Décubitus dorsal.

Dans le *décubitus dorsal*, quelques exercices peuvent être exécutés en plaçant les bras dans diverses positions (en supination, en croix, en élévation verticale, en circumduction), en élevant verticalement les jambes, en tournant la tête de divers côtés, en fléchissant le tronc, etc.

Exercice VII. (Fig. 29.) — Les membres inférieurs, maintenus par une courroie, et le bassin reposant seuls

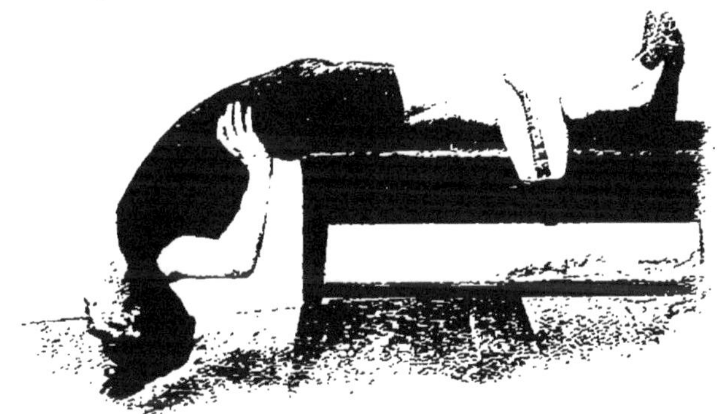

Fig. 29.

sur la table, le tronc est dans l'espace, les mains appuyées au niveau de la nuque ou de chaque côté du pelvis (fig. 29).

Se relever lentement jusqu'à ce que le tronc soit à angle droit sur le bassin, dans l'attitude assise.

Rester quelques instants dans cette attitude, puis reprendre la position de départ.

Pendant le mouvement de l'élévation du tronc, *large inspiration*. Pendant le mouvement d'abaissement, *large expiration*.

Les membres supérieurs sont placés dans diverses positions, les bras étendus le long du corps, élevés au-dessus de la tête, puis placés horizontalement, à angle droit sur le tronc, croisés sur la poitrine, ou les mains pressant, dans quelques exercices spéciaux, dans des points déterminés. Divers mouvements sont prescrits : flexions, extensions, circumductions.

§ 5. — Exercices dans l'attitude a « quatre pattes ». Exercices de reptation.

Dans la position à « quatre pattes », analogue à celle des jeunes enfants et des quadrupèdes, le rachis placé horizontalement, présente une souplesse remarquable, des mouvements très étendus d'extension, de flexion et de détorsion.

Les flexions, les torsions pathologiques, les gibbosités, dans cette attitude, se réduisent plus facilement, plus complètement, que dans la station verticale (P. Redard, R. Lovett). La surcharge est diminuée, une traction constante s'exerce sur la colonne. Le rachis se place en cyphose totale ou lombo-dorsale, favorable aux déflexions. Les vertèbres subissent un mouvement de rotation assez accentué. Les muscles, pendant les mouvements de reptation qui exigent un déploiement de force considérable, se fortifient et corrigent les courbures du rachis.

C'est en raison de ces avantages que quelques orthopédistes ont recommandé des exercices de gymnastique exécutés pendant que le rachis du sujet est horizontal, dans la position à « quatre pattes ».

Delpech faisait grimper ses sujets sur une double corde obliquement inclinée, avec un mouvement de véritable reptation (voir Pl. I, fig. 2 et 3).

H. Bouvier recommandait d'exercer les jeunes enfants atteints de déviations vertébrales « à se traîner, à ramper à plat ventre en s'aidant des mains et même des pieds, le long d'un banc, d'une planche à laquelle on peut adapter des poignées latérales, ou simplement à terre, sur le parquet, où ils peuvent se soulever à moitié, marcher, comme l'on dit, à quatre pattes, se rouler en se retournant sur le dos, etc. ».

Fischer recommandait à ses scoliotiques de marcher sur les mains et les pieds pendant qu'il cherchait, au moyen de poids assez lourds, à redresser les déviations.

Klapp a récemment proposé sa méthode de reptation qui, d'après lui, aurait une action très puissante, en mobilisant et redressant le rachis, en fortifiant les muscles du dos et des régions scapulaires. La reptation, d'après Klapp, conviendrait à presque toutes les formes de scolioses, à quelque degré qu'elles soient.

A. — Exercices de reptation, d'après Klapp.

Exercice I. — Le sujet se place dans la position à « quatre pattes ». Il s'accroupit sur les deux genoux et s'appuie sur les deux mains, les deux membres supérieurs étant étendus (fig. 30).

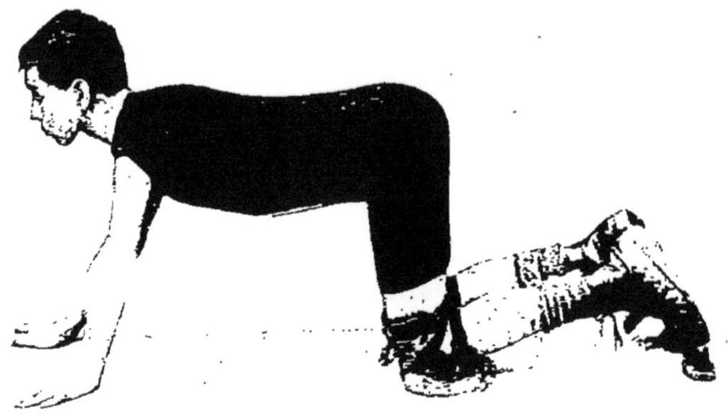

Fig. 30.

Il rampe ensuite sur les mains et sur les genoux, les mains placées obliquement, légèrement tournées en dehors, avançant alternativement le genou gauche et la main droite au premier mouvement (fig. 31), et au mouvement suivant, le genou droit et la main gauche.

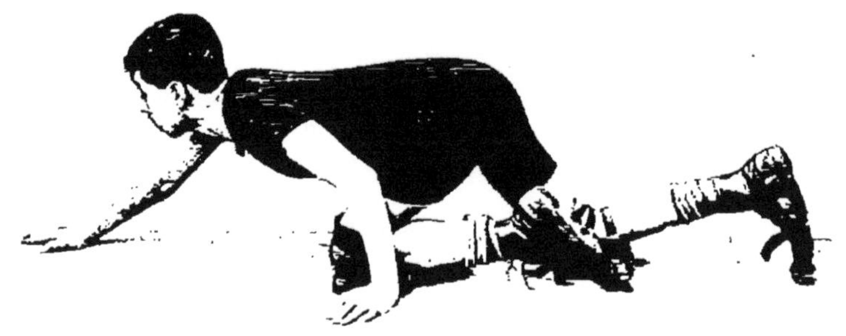

Fig. 31.

Le genou qui avance doit venir se placer à côté et en dedans du pouce et de la main du même côté, qui ne doivent pas bouger.

Pendant les mouvements de reptation, le dos décrit des courbures alternatives qui correspondent aux mouvements des membres. La tête doit suivre les mouvements de courbure du tronc.

Cet exercice s'exécute sans commandement, lentement, afin que les courbures du rachis se produisent avec précision et avec le degré d'amplitude nécessaire.

Exercice II. — *Exercice de reptation « à l'amble ».* — Le sujet rampe, s'appuyant sur les mains et sur les genoux et exécute les trois mouvements suivants :

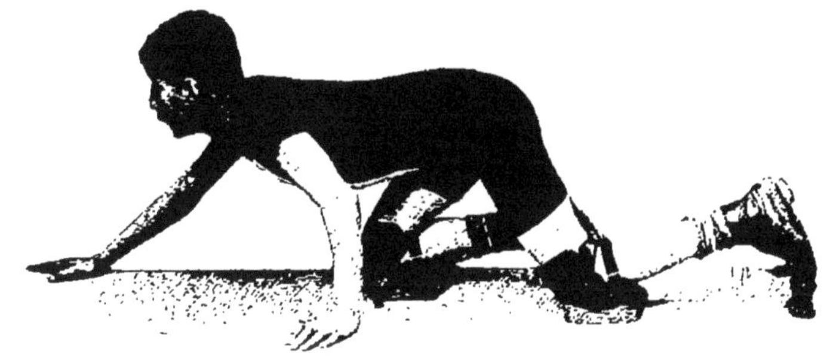

Fig. 32.

1° La main droite et le genou droit sont avancés simultanément (fig. 32).

2° La main gauche et le genou gauche sont avancés simultanément.

3° Le membre inférieur droit est allongé vers la gauche, la pointe du pied dirigée en dehors. Le membre supérieur droit est, en même temps, fléchi de façon à prendre un point d'appui sur le coude. Il est fortement appliqué contre le côté droit du thorax. La main gauche est portée en avant, le membre supérieur gauche étant étendu de façon à continuer la direction du dos. La tête est inclinée à droite ; après quelques instants dans cette position, le sujet recommence le mouvement. Les exercices de reptation peuvent être modifiés suivant les cas.

B. — Exercices sur place.

Klapp dénomme, improprement, ces exercices : « Exercices de reptation sur place ». Le sujet ne rampe pas, il ne se déplace nullement en avant.

Exercice I. — Il prend d'abord la position initiale suivante :

Reposant sur ses deux genoux, il appuie les mains, les pouces en dehors, auprès des genoux et en dehors. Il exécute l'exercice en deux mouvements.

1° Le membre supérieur droit, la main ne quittant pas le sol et tournée en dehors, se fléchit de façon à ce que l'avant-bras serve de point d'appui. L'avant-bras se trouve alors parallèle à la jambe droite fléchie au niveau du genou et appliqué contre son côté externe.

2° La main gauche, le membre supérieur gauche étant étendu, passe obliquement vers la droite, en avant du visage, tandis que le membre inférieur gauche est étendu raide, obliquement vers la droite.

La tête doit être tournée vers la droite, de façon que le sujet puisse voir la pointe du pied gauche.

Le sujet revient ensuite à sa position initiale et fait les deux mouvements, 1 et 2, du côté opposé.

Il peut ensuite exécuter l'exercice, au commandement, sans reprendre la position initiale.

Au commandement « Un », il exécute les deux mouvements, sans intervalle, pour le côté droit. Au commandement « Deux », après un court intervalle, il exécute les deux mouvements pour le côté gauche.

Cet exercice étant bien appris, on exécute le suivant.

Exercice II. — Même position initiale. Deux mouvements :

1° Le membre supérieur droit est légèrement fléchi au niveau du coude ; le membre inférieur droit est un peu fléchi au niveau du genou.

La main, un peu tournée en dehors, le coude est appliqué sur la cuisse droite (fig. 33).

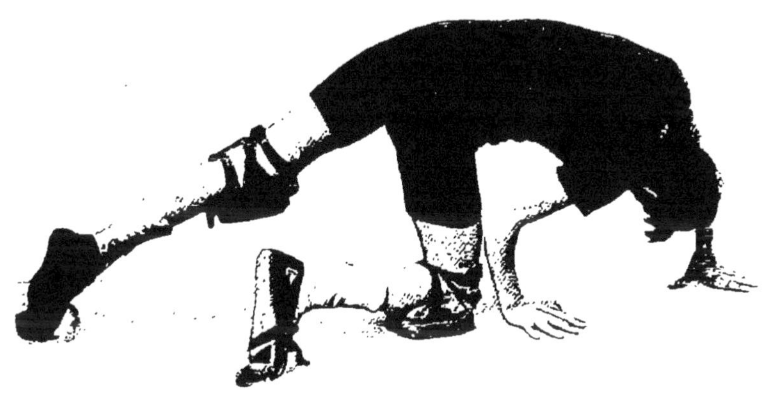

Fig. 33.

2° Le membre supérieur gauche est étendu en avant, au côté gauche de la tête, le tronc en forte torsion, la main venant s'appliquer sur le sol. La tête est inclinée du côté gauche. Le membre inférieur gauche est étendu en arrière, sans aucune flexion du genou.

Le tronc se trouve alors fortement incliné vers la

droite et tordu vers la gauche. Dans cette position, le tronc étant soulevé sur le genou droit, le membre supérieur gauche, le côté gauche du tronc et le membre inférieur gauche forment une voûte dont les points d'appui se trouvent au niveau des deux extrémités. Le rachis décrit une forte courbe à convexité gauche (fig. 33). Après un court intervalle, le sujet reprend la position initiale et exécute l'exercice du côté opposé.

L'assistant peut augmenter l'incurvation du tronc, en plaçant sa main sur le côté du thorax qui regarde vers le sol, en attirant le tronc en haut et en le soulevant.

Au commandement « Un », le sujet exécute successivement et sans intervalle les deux mouvements à droite.

Au commandement « Deux », il exécute les deux mouvements à gauche.

D'après Klapp, l'exercice I n'est qu'un exercice préparatoire à l'exercice II. Quand l'exercice II est bien appris, correctement exécuté, on se contente de cet exercice.

L'exercice II doit être exécuté, après ou avant, les exercices de reptation.

Ces exercices sont exécutés avec énergie, avec une certaine violence.

Dans le but d'obtenir la déflexion en localisant l'action de la force corrective au sommet des courbes, dans une direction bien déterminée, en éliminant les mouvements nuisibles, de produire une rotation utile du rachis en sens inverse de la rotation pathologique, W. Schulthess a proposé un excellent appareil de mécanothérapie destiné à produire des flexions latérales actives et des détorsions avec résistance, le rachis étant placé en position horizontale. Les déflexions peuvent être isolées, limitées à une région du rachis ou à deux régions. (Voir p. 87 : *Exercices gymnastiques exécutés avec des appareils. — Mécanothérapie.*)

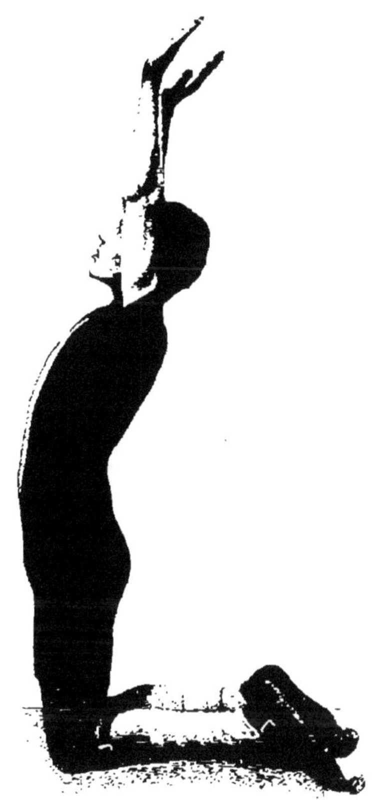

Fig. 34.

C. — Exercices d'extension du tronc dans la position a « quatre pattes ». (Fig. 34 et 35.)

Exercice III. — Le sujet repose sur les genoux et sur les mains, les membres supérieurs en extension, la tête légèrement renversée en arrière. Les pointes des pieds tournées en dehors, appuient sur le sol. Les talons sont rapprochés.

Au commandement « Un », les membres supérieurs étant étendus, le tronc et la tête sont relevés, en forte extension, jusqu'à la position verticale (fig. 34).

Au commandement « Deux », le sujet reprend la position initiale.

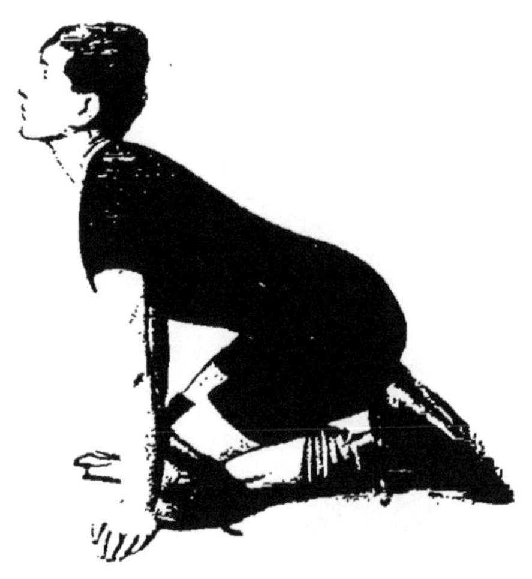

Fig. 35.

Au commandement « Trois », il fait un saut en avant sur les genoux, les mains ne quittant pas leur place. Les genoux viennent dès lors se placer entre les deux mains restées en contact avec le sol (fig. 35). La tête, pendant ce temps, est placée en légère flexion en arrière.

Au commandement « Quatre », les deux mains reprennent leur position primitive et on recommence l'exercice en commandant « Un ».

Pendant ces divers exercices, afin d'éviter les frottements nuisibles, nous protégeons les genoux de nos sujets avec des genouillères en feutre et les mains avec des gants en peau souple, mais résistante.

Nous décrivons, page 119, les *exercices respiratoires*, si utiles dans le traitement des déviations du rachis, et qui sont la base et souvent le complément indispensable des exercices généraux.

EXERCICES GÉNÉRAUX AVEC APPAREILS

Les exercices généraux, symétriques, avec appareils, autrefois en honneur (Amoros, Clias, Delpech), sont actuellement un peu délaissés.

Signalons cependant les exercices avec *fixation du bassin* (fig. 22, p. 31), avec la *ceinture Norvégienne* de A. Tidemand (fig. 4, p. 13), avec *appui*, avec la *toise orthopédique*, le *poteau*, la *bome*, le *tenseur de la nuque de Zander*, les *bâtons* (voir page 86, fig. 51 et fig. 52), les *anneaux* (voir p. 89, fig. 54 et fig. 55), le *trapèze*, les *barres horizontales*, l'*appareil de Nycander*; les *exercices de suspension avec* le *bâton de Lentin*, la *barre horizontale fixe à suspension* (Reck allemand), l'*espalier Suédois*, l'*échelle orthopédique*, l'*escalier spiral* (voir Pl. II, fig. 3), l'*appareil de Wagner* (p. 88, fig. 53).

La plupart de ces exercices conviennent surtout aux cyphoses dorsales, comme exercices respiratoires, pour amplifier la cage thoracique.

Les exercices pendant *la suspension par les mains* « à des corps doués d'une grande élasticité », surtout recommandés par Delpech, parce qu'ils « ont l'avantage de tendre l'épine suivant son axe, en même temps qu'ils produisent la contraction des muscles du tron et des membres supérieurs, peuvent être exécutés avec la *corde à pitons* ou *à nœud*, les *cordes libres* (Pl. I, d'après Delpech, fig. 5), les *cordes obliques* (Pl. I, fig. 1), avec *bobines* (Pl. I, fig. 2, 3), avec *traîneau* (Pl. I, fig. 4 et Pl. II, d'après Delpech, fig. 4), le *char roulant sur une seule corde* (Pl. II, fig. 1 et 2), sur *deux cordes* (Pl. I, fig. 4), l'*escalier spiral* (Pl. II, fig. 3).

Le *char roulant de Delpech* (Pl. II, fig. 1 et 2, Pl. I, fig. 4) a pour but de permettre aux sujets d'exécuter des mouvements pendant la position horizontale, en dehors de toute surcharge du rachis. Des appareils analogues ont été recommandés par Delacroix (plan incliné), par Clias (traîneau), par Pravaz.

Les exercices généraux pendant la *suspension verticale par la tête*, avec les *appareils de L.-A. Sayre*, de *Wagner* (voir fig. 53, page 88), pendant la *suspension oblique* ou *latérale* (fig. 72, page 110) sont quelquefois utiles.

Les *exercices d'équilibre* qui ont, d'après Delpech, « le grand avantage d'empêcher qu'aucun muscle puisse se soustraire à la nécessité du mouvement » s'exécutent avec le *pont volant*, la *perche couchée* (Pl. II, fig. 5), avec la *planche de Nycander*.

Les exercices généraux peuvent être exécutés avec des *poids*, des *haltères* (J. Teschner), l'*appareil de Larghiader*, des *tracteurs élastiques*, des *bandes en caoutchouc* (*appareil de Withely*, *Wagner*, *Michelin*, *W. Schulthess*), des *ressorts-spirales* (Pichery).

Les exercices d'équilibre avec des poids légers sur la tête (N. Andry), avec la *corbeille*, plus ou moins chargée, de *Nycander*, redressent la région cervicale et dorsale du rachis. Ils exigent la contraction des muscles extenseurs de la tête et du cou.

PLANCHE I.

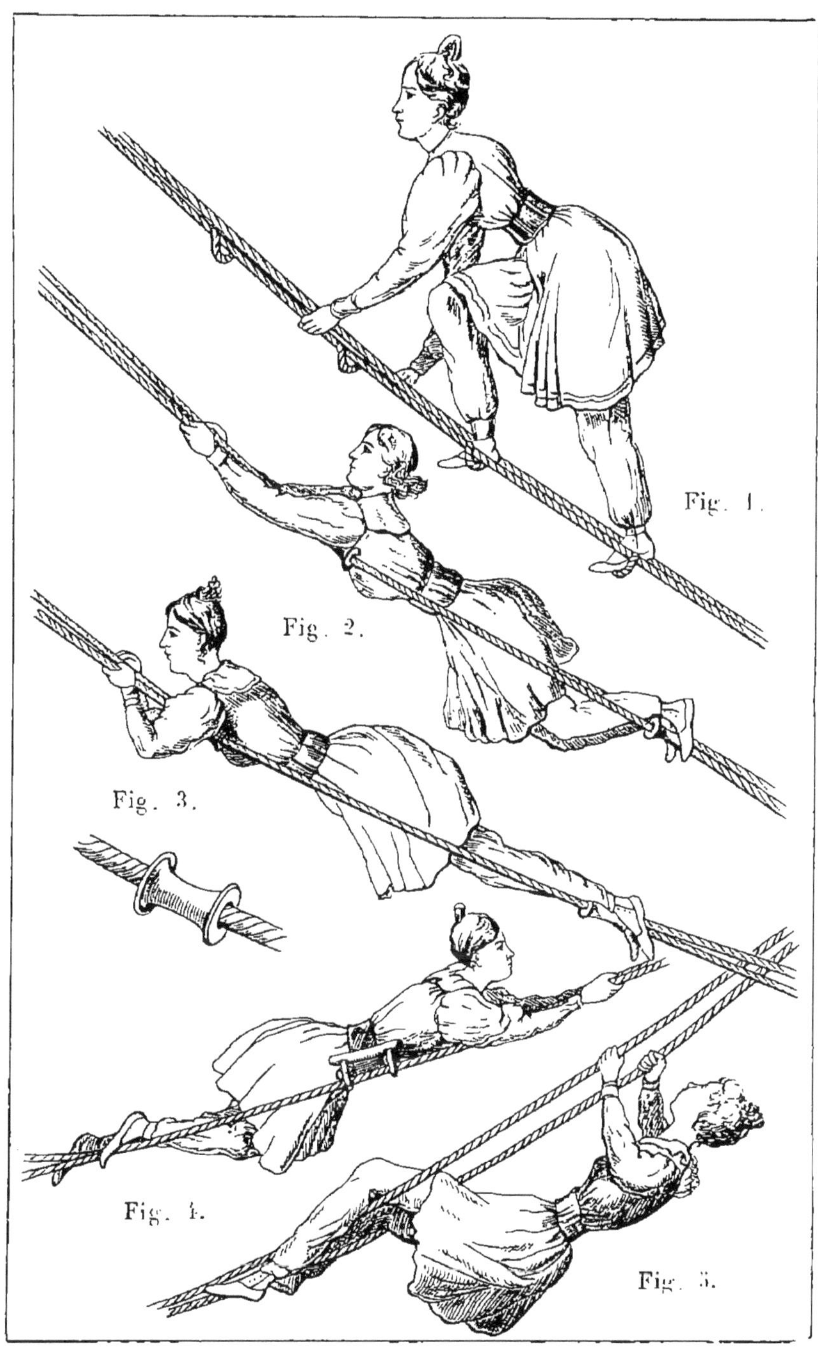

PLANCHE II.

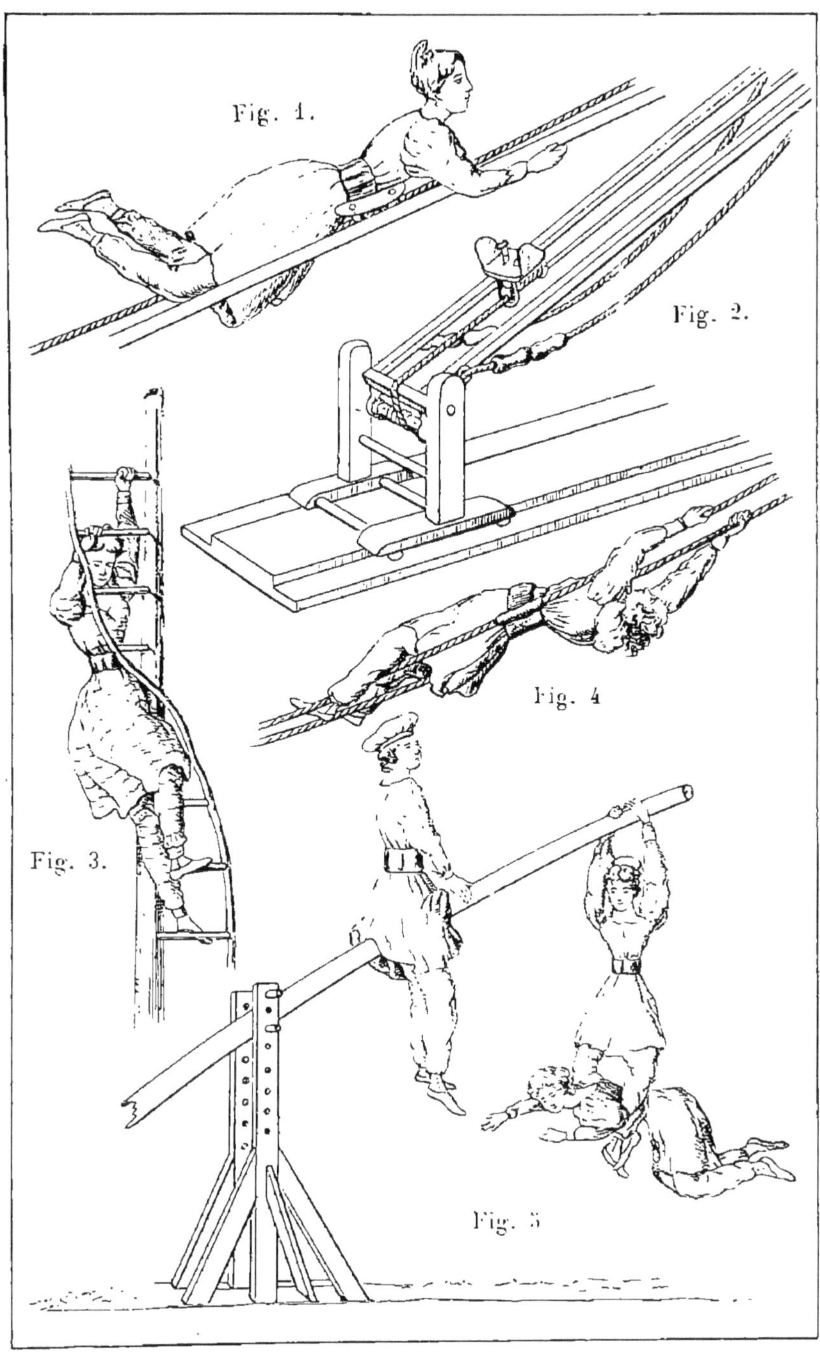

Nous utilisons souvent l'excellent dispositif de l'appareil de W. Schulthess qui permet l'exécution de mou-

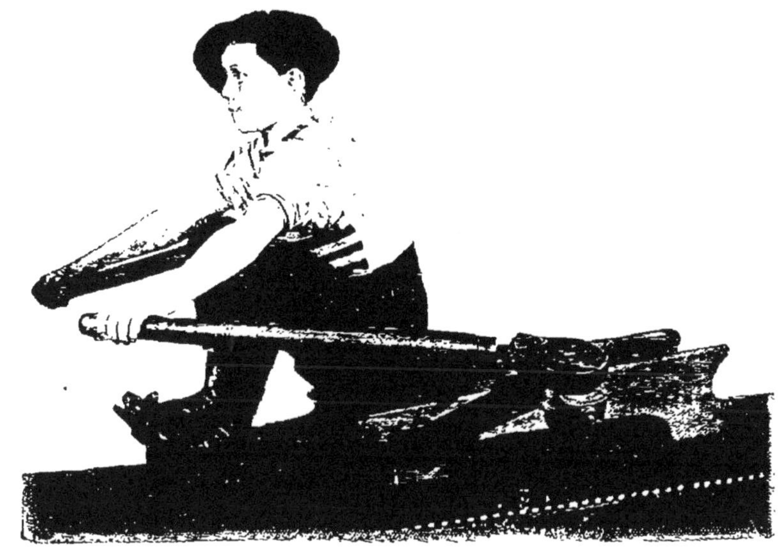

Fig. 36.

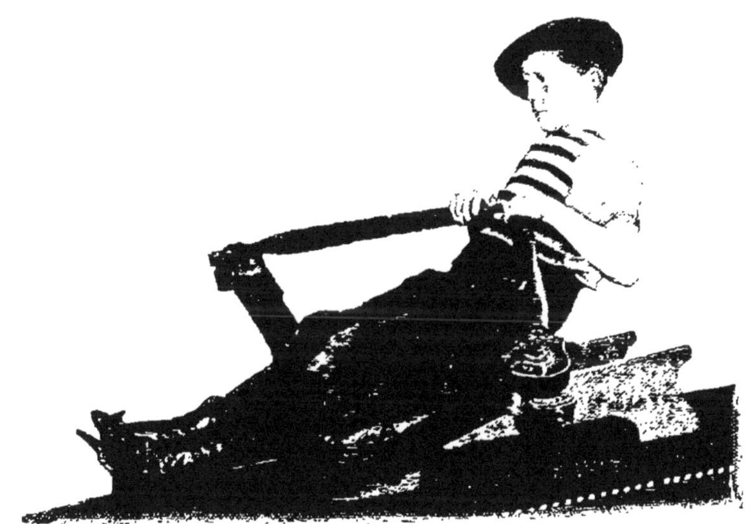

Fig. 37.

vements respiratoires profonds, pendant l'extension du rachis (fig. 84, p. 135).

Parmi les appareils qui fortifient les muscles du tronc et produisent l'ampliation de la cage thoracique, citons le *char de Pravaz*, l'*appareil de Paz-Burlot*, de *Zander*, de *Beely* (fig. 38 et fig. 39), la *roue de Ch. Heiser*, la *marcheuse de A.-L. Petit*.

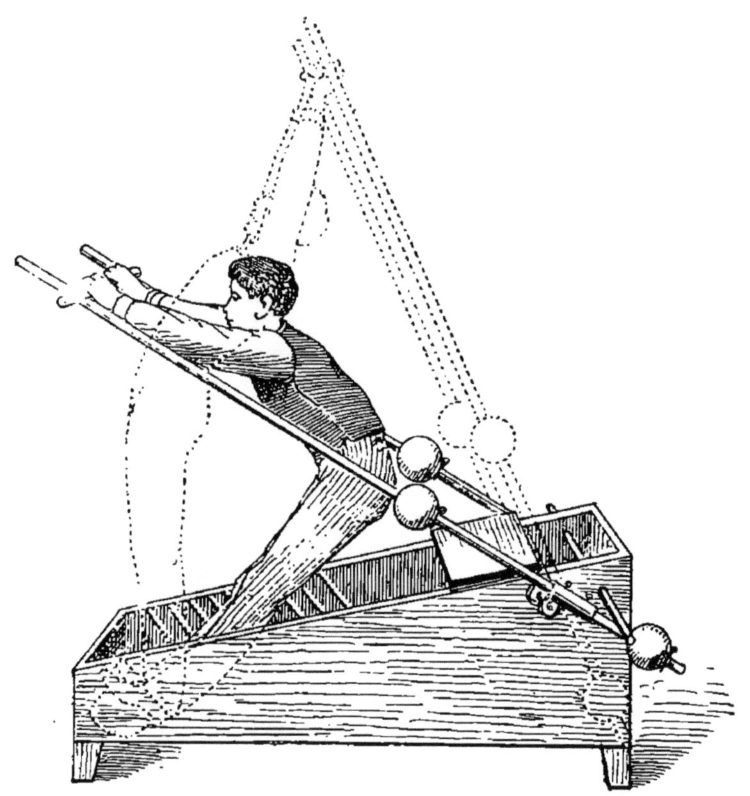

Fig. 38. — Appareil de Beely.

La *marcheuse de A.-L. Petit* est disposée de telle sorte que le sujet peut exécuter des exercices de marche sur des cylindres, pendant que le rachis est redressé et que les attitudes vicieuses sont corrigées.

Nous recommandons souvent des exercices avec notre *appareil à ramer* (fig. 36 et fig. 37).

Certains *appareils mécanothérapiques* permettent

d'exécuter et de diriger les mouvements symétriques, actifs ou passifs, mouvements de flexion, de rotation, de détorsion du rachis, mouvements amplifiés de la cage thoracique. Le mécanisme de ces appareils (*appareils de Zander*, de *W. Schulthess*, de *Herz*, de *Krukenberg*)

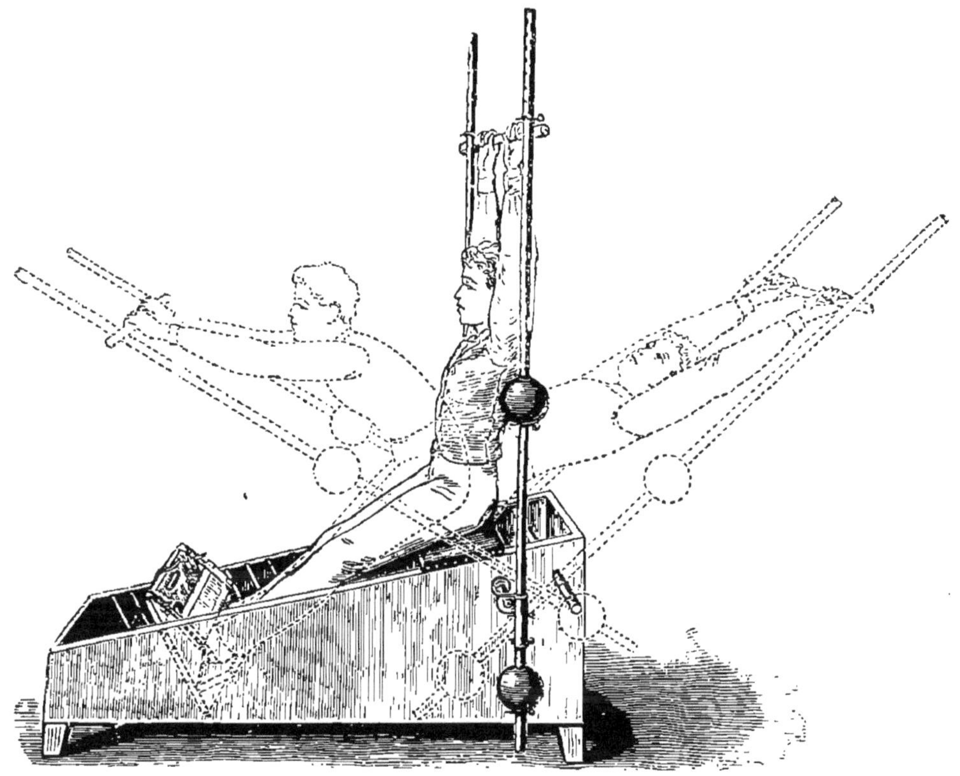

Fig. 39. — Appareil de Beely.

est assez varié. Citons principalement les appareils à *pédale*, à *levier*, à *pendule* (Herz, Krukenberg), ceux où la résistance, l'opposition, est obtenue par des *poids* ou par des *tracteurs élastiques*.

Quelques exercices de sport, la *boxe*, la *natation*, sont recommandables.

L'*équitation*, l'*escrime*, la *bicyclette* doivent être rangées dans la catégorie des exercices nuisibles au scoliotique.

Action, valeur, indications des exercices généraux de gymnastique.

Sans faire une étude approfondie de la physiologie musculaire de chaque exercice, sans signaler exactement les muscles qui produisent tel ou tel mouvement, ceux qui, antagonistes, entrent en jeu suivant la position du corps, nous indiquerons succinctement l'action des principaux mouvements.

D'une façon générale, les exercices libres, actifs, par la contraction des muscles du tronc, principalement des muscles spinaux, qu'ils provoquent, mettent le rachis en extension, en position symétrique. Les flexions et les attitudes vicieuses sont corrigées. La capacité thoracique est accrue. La forme de la cage thoracique est augmentée. La circulation est accélérée.

Tout mouvement symétrique de la ceinture scapulaire et de la ceinture pelvienne, exécuté à droite et à gauche, égal en force et en amplitude, agit favorablement pour la correction de l'asymétrie du rachis et du tronc.

D'après notre expérience, l'action sur l'élément déformation, sur les gibbosités, sur la rotation, dans les scolioses essentielles avec lésions irritatives osseuses, dans les scolioses congénitales, avec anomalies vertébrales (Boehm), dans les scolioses rachitiques et ostéomalaciques, est presque nulle. Bien plus, si les courbes sont multiples, si la scoliose est sigmoïde, le mouvement d'un côté, qui redresse une courbe, aggrave la courbe du côté opposé. La contraction des muscles spinaux, dans certains exercices, augmente leur pression et leur tension longitudinales et aggrave les difformités.

Rien ne démontre que les exercices généraux de gymnastique redressent des courbures scoliotiques d'une certaine importance. Les exercices généraux ne peuvent rien contre les scolioses invétérées. Ils ne peuvent en aucune façon modifier la forme des os. Leur puissance mobilisatrice est très réduite s'il s'agit de déviations anciennes. Si l'on veut assouplir et mobiliser les parties molles et le rachis, on doit avoir recours aux manipulations ou aux appareils mécanothérapiques.

Après la mobilisation forcée ou les manipulations, la gymnastique est utile en permettant de maintenir les redressements acquis. Son action sur les prétendus muscles affaiblis, relaxés, cause de la déviation, d'après Ling, nous a toujours paru illusoire.

Il est impossible de diviser les exercices en exercices qui mobilisent, qui redressent, qui maintiennent le redressement, qui rééduquent les mouvements et les attitudes. Quelques exercices agissent cependant dans un but déterminé.

§ 1. — *Exercices dans la station debout.*

Les exercices dans la station debout, en raison de l'action verticale de la pesanteur, surchargent le rachis, aggravent les flexions et les lordoses.

Les *exercices d'auto-redressement*, de *redressement actif* (page 17, fig. 9), l'*attitude fixe*, « Ställning », des Suédois, l'*extension du tronc et du rachis* (page 18, fig. 10), dans diverses positions de départ, provoquent la contraction de nombreux muscles, principalement des muscles rachidiens. Ils mettent la colonne en extension, le tronc et les épaules en position symétrique. Ils n'ont qu'une très faible action corrective sur les courbes et les gibbosités des scolioses et des cyphoses anciennes.

L'extension en arrière, en arc, les bras portés en arrière (fig. 12, page 21), provoque, au début du mouvement, une contraction énergique des muscles rachidiens longitudinaux qui étend la colonne, corrige les attitudes vicieuses des épaules, redresse partiellement les courbures flexibles antéro-postérieures et latérales.

Rappelons que lorsque les muscles spinaux sont entrés en jeu pour produire le mouvement d'extension en arrière, les muscles abdominaux se contractent ensuite afin de maintenir le tronc qui, sollicité par la pesanteur, a de la tendance à tomber en arrière.

Les exercices d'équilibre, un léger poids placé sur la tête (Andry), les exercices d'extension, de redressement du tronc, préalablement incliné en avant (Exercices V, VI, VII, p. 23), avec résistance au niveau du cou, de la nuque ou du dos, provoquent la contraction soit des muscles spinaux du cou, soit des muscles sacro-spinaux, grands dorsaux, etc., et sont très utiles dans diverses formes de cyphoses.

Lorsque les cyphoses et les scolioses sont anciennes, l'extension ne remplit pas toujours le but recherché : le redressement du rachis. Sous l'influence de la contraction des muscles rachidiens, de leur tension longitudinale, les courbes s'accentuent souvent notablement. Nous signalons plus loin les dangers de la contraction répétée, exagérée, dans la gymnastique « au plancher » des muscles extenseurs du rachis, qui tassent le rachis et le tronc, diminuent la taille.

Les *exercices de flexion en avant*, les *exercices de rotation du tronc*, les *bras étendus en arrière* (Exercices VIII, IX, page 27), ou dans d'autres positions, augmentent les flexions scoliotiques et les cyphoses, accentuent les gibbosités. Le sujet contractant ses muscles longitudinaux, afin de rétablir le centre de gravité, la surcharge du rachis est augmentée.

Les *exercices de flexion* dans les scolioses vraies, avec déformation cunéiforme des vertèbres, accentuent la torsion, la gibbosité, ils aggravent souvent la difformité. D'après quelques auteurs (L. Ombrédanne), ils doivent être sévèrement proscrits.

L'*extension des bras en arrière*, l'*appui des mains aux hanches* pendant le mouvement de flexion en avant, atténuent en partie ces inconvénients.

Les divers *mouvements des bras*, principalement l'*extension latérale*, ajoutés à la plupart des exercices généraux exécutés dans la station debout, sont souvent utiles chez les jeunes enfants. Ils fortifient les muscles de la ceinture scapulaire, assouplissent les articulations scapulo-humérales, facilitent les mouvements respiratoires, corrigent les attitudes vicieuses des épaules et du tronc.

Les *mouvements d'élévation des bras*, les *mouvements les « mains à la nuque »*, en position debout, surchargent le rachis. Les *exercices « mains aux hanches »* sont préférables.

Les *exercices avec mouvements des membres inférieurs, avec fente* (Exercices XI, page 29, fig. 20 et 21), donnent une utile contraction des muscles lombaires, abdominaux, pelvi-trochantériens. Ils agissent surtout sur le rachis lombaire qu'ils mobilisent. Ils corrigent partiellement la lordose et les flexions latérales lombaires.

Les *exercices avec appui* sont excellents.

§ 2. — *Exercices pendant la marche.*

Les *exercices rythmés pendant la marche* (page 32) permettent de contrôler l'attitude des épaules, de les placer en position symétrique. Ils facilitent les mouvements respiratoires. En raison du déplacement rapide du centre de gravité pendant la marche, le rachis est moins surchargé que dans la station debout avec immobilité prolongée.

§ 3. — *Exercices dans la position assise.*

Ces exercices ont les mêmes inconvénients que ceux exécutés dans la station debout.

§ 4. — *Exercices dans la position horizontale. Exercices au banc.*

Ainsi que nous l'avons démontré depuis longtemps, la position horizontale, en supprimant la pression verticale de la pesanteur, la surcharge du rachis, diminue les courbures des scolioses, fait disparaître les flexions, atténue les gibbosités.

L'expérience prouve que les exercices exécutés dans cette position sont très favorables.

Les *exercices au banc, dans le décubitus ventral, les membres inférieurs fixés* (page 34), provoquent une très énergique contraction des muscles spinaux. L'effort musculaire est très considérable, lorsque les bras sont placés en extension de chaque côté de la tête, lorsque les mains prennent point d'appui sur la nuque (fig. 23 et 24).

Dans l'*extension en arrière du tronc*, le tronc couché entièrement sur le banc (Exercice I, page 34, fig. 23), où les membres inférieurs seuls reposant sur le banc (Exercice II, page 35, fig. 24) les muscles des gouttières vertébrales, les muscles longitudinaux, les muscles qui unissent le bassin au thorax, ou qui s'attachent aux apophyses transverses, le psoas-iliaque, se contractent violemment. Le rachis présente une forte incurvation totale à concavité postérieure. Les attitudes vicieuses sont corrigées. Les épaules se placent symétriquement.

Les *exercices d'élévation du tronc*, les bras prenant point d'appui sur les bords de la table, provoquent la contraction des muscles extenseurs du rachis. Ils produisent le redressement partiel des courbes. Ils ont l'inconvénient, s'ils sont fréquemment répétés, de surélever les épaules et de leur donner une forme disgracieuse, de placer le rachis lombaire en lordose.

Dans l'exercice, *dans le décubitus ventral, avec fixation du tronc* (fig. 28, page 38) et relèvement des membres inférieurs, les muscles spinaux entrent en violente contraction. Le rachis présente une incurvation générale à concavité postérieure.

D'après notre expérience, les *exercices d'extension du tronc en arrière*, au banc, ne donnent un léger redressement que si les courbures scoliotiques sont légères, flexibles.

Lorsque les courbes sont multiples, anciennes, les exercices, surtout s'ils sont violents, s'ils produisent une trop forte incurvation du rachis, une ensellure lombaire très prononcée, augmentent les courbures, aggravent la difformité.

Les *exercices avec mouvements d'extension et de flexion en arrière du tronc*, le sujet dans le décubitus ventral, dans la position des figures 24 et suivantes p. 35, le tronc libre dans l'espace, les membres supérieurs écartés, ou les mains placées au niveau des hanches ou de la nuque, l'*exercice de relèvement du tronc*, le sujet primitivement dans le décubitus dorsal, les membres inférieurs fixés par une courroie (fig. 29, p. 39), ou les jambes pendantes, les mains au niveau des hanches ou de la nuque, sont très utiles dans le traitement des cyphoses.

Les *exercices dans la position horizontale* conviennent surtout dans le traitement gymnastique des *lordoses* pour fortifier soit les muscles abdominaux soit les muscles fléchisseurs du rachis (mouvements d'extension en arrière du tronc, mouvements de flexion du tronc sur les cuisses).

Les exercices actifs dans la position horizontale peuvent se combiner utilement avec des mouvements passifs, avec des manipulations de redressement destinés à mobiliser les rachis scoliotiques rigides.

§ 5. — *Exercices de reptation. — Exercices dans l'attitude à « quatre pattes ».*

Les exercices de reptation (A, page 41, et fig. 30 et suivantes), exercices actifs des muscles vertébraux, du tronc et des épaules, sont surtout destinés à mobiliser, à assouplir le rachis dévié. A l'inverse de la mobilisation par les machines ou les manipulations, l'assoupplissement de la colonne est obtenu, dans cette méthode, par des moyens actifs, par les muscles, par les propres forces du sujet.

Le rachis des scoliotiques soumis à des exercices réguliers de reptation, d'après Klapp, non seulement se mobilise, mais se redresse dans ses courbes, se corrige dans sa torsion. Les gibbosités s'atténuent, disparaissent. Les muscles, en mobilisant les vertèbres et leurs articulations ankylosées, se fortifient rapidement, s'hypertrophient et maintiennent le rachis redressé, sans aucun support ou corset.

Ce mode de traitement, simple, à la portée de tous les praticiens, conviendrait dans toutes les déviations sans nécessiter l'aide d'une autre méthode.

D'après notre expérience de quelques années, la méthode de reptation ne doit pas être jugée avec un trop grand optimisme. Utile dans quelques cas, elle ne convient pas à la généralité des déviations du rachis.

La reptation produit surtout des mouvements latéraux étendus du rachis, principalement de la colonne lombaire que l'on peut utiliser lorsqu'il convient de mobiliser certaines régions raidies.

Les exercices de Klapp ont, en outre, une action puissante sur les muscles du tronc, des épaules. Nous avons pu constater souvent le réveil assez rapide des muscles, leur hypertrophie, après quelques semaines.

Les muscles de la région scapulaire s'hypertrophient souvent à un tel point qu'ils donnent aux sujets une attitude disgracieuse signalée par W. Schulthess.

La position horizontale du rachis, sa flexion en avant, en lordose, est en outre, ainsi que nous l'avons démontré depuis longtemps, très favorable pour la correction des courbures antéro-postérieures (*cyphoses*) et latérales (*scolioses*).

Dans la position à « quatre pattes », maintenue pendant quelques instants, les courbes physiologiques diminuent de rayon, la lordose lombaire et la cyphose dorsale sont très atténuées ; le rachis ne présente plus qu'une très légère courbe cyphotique totale ou lombo-dorsale.

D'après cela, nous conseillons les exercices de reptation dans les cyphoses dont le sommet se trouve dans la région dorsale ou sur les limites des régions lombaires et dorsales. Nous avons, dans ces cas, obtenu d'excellents et rapides résultats.

Pour les courbures latérales des scolioses, nous avons constaté la très grande difficulté de localiser l'action musculaire pendant la reptation, au sommet des courbures. L'action s'exerce souvent à côté. En corrigeant une courbure, on accentue la flexion de la voisine.

Nous avons cependant obtenu des améliorations notables dans des scolioses légères, au 1er ou au 2me degré, à courbures uniques (scolioses totales).

Dans les scolioses à plusieurs courbures, dans les scolioses sigmoïdes, les mouvements de reptation pendant que le sujet avance d'un côté, n'agissent que sur une courbe, les autres flexions sont augmentées. En faisant exécuter des mouvements alternatifs de reptation à gauche et à droite, on mobilise successivement, il est vrai, les deux déviations de sens opposé et on atténue, en partie, les inconvénients de la méthode dans le traitement des scolioses sigmoïdes.

Il est préférable, dans les courbures doubles, de prescrire les exercices de reptation « à l'amble » (Exercice II, fig. 32, page 43), qui fléchissent le rachis en arc à courbe unique, les deux flexions pathologiques de sens opposé se trouvant ainsi corrigées.

Nous recommandons souvent les exercices de reptation à l'amble pour le traitement de quelques scolioses sigmoïdes, moyennement rigides, mais nous exerçons toujours une surveillance très attentive, afin d'éviter une accentuation d'une des deux courbes, une aggravation de la difformité.

L'influence de la reptation sur les muscles spinaux fortement rétractés et sur les vertèbres et les articulations ankylosées des scolioses invétérées, nous a paru peu importante. Seules les scolioses légères sont assouplies, les scolioses rigides, graves, du troisième degré sont peu modifiées, peu mobilisées et nous avons dû, dans presque tous les cas, nous adresser aux méthodes habituelles de mobilisation passive, instrumentale ou manuelle.

Pendant les mouvements de reptation des scoliotiques, on note, pendant la rotation du thorax, un retrait de la gibbosité dorsale, effacement, il est vrai, très peu important.

Les côtes ont des mouvements d'extension étendus, les mouvements du poumon ont une grande amplitude.

La reptation nous paraît enfin avoir une action très limitée sur la torsion scoliotique. La torsion du rachis, du côté opposé à la convexité de la courbure scoliotique, qui devrait donner une rotation de sens contraire à la rotation produite par la scoliose, ne donne en réalité qu'une correction absolument insignifiante. Le rachis scoliotique fixé en rotation, résiste aux efforts les plus violents.

Signalons enfin l'action très favorable que les exercices de reptation auraient, d'après Klapp et J. Fränkel, sur les *troubles cardiaques* des scoliotiques invétérés, et aussi sur *l'insuffisance cardiaque* que l'on observe dans quelques cas de scolioses constitutionnelles, au début.

En résumé, les exercices de reptation sont utiles pour fortifier les muscles du tronc, des régions vertébrales et scapulaires, pour corriger les attitudes vicieuses du rachis, pour redresser les cyphoses et quelques scolioses légères, pour mobiliser les scolioses à courbures uniques.

Contrairement à Klapp, nous pensons que la reptation n'est pas le moyen idéal, unique, exclusif, de traitement de toutes les scolioses, à quelque forme qu'elles appartiennent, à quelque degré qu'elles soient.

Nous utilisons souvent la reptation comme traitement préparatoire ou consécutif, à l'application d'autres méthodes thérapeutiques.

Les exercices de reptation seront toujours très soigneusement surveillés.

Ils ne doivent jamais, sous peine de devenir dangereux, nuisibles, être exécutés en commun, par des cyphotiques, des lordotiques ou des scoliotiques à tous les degrés sous la direction d'empiriques ou d'ignorants.

Les *exercices sur place* (B, page 44, fig. 33) par la courbure prononcée, en sens opposé à la déviation pathologique, par la forte rotation du tronc et du thorax, par l'aplatissement de la gibbosité, par la voussure des côtes aplaties du côté concave, qu'ils procurent, sont souvent utiles dans les scolioses totales.

Mais il ne s'agit plus ici d'exercices généraux de gymnastique, mais d'*exercices spéciaux* qui seront décrits page 70.

Les *exercices d'extension du tronc dans la position à « quatre pattes »* (C, page 47, fig. 34 et 35) sont excellents. Ils doivent être rangés dans les exercices généraux destinés à renforcer la musculature du tronc, de la poitrine, des épaules.

Les *exercices avec saut*, par l'augmentation de pression qu'ils déterminent au niveau de la concavité des courbures, sont nuisibles.

Les *exercices généraux avec appareils* n'ont que d'assez rares indications. Ils sont surtout utiles pour mobiliser le rachis, pour redresser les cyphoses et les lordoses, comme exercices respiratoires.

Les *exercices avec appui* (toise orthopédique, poteau, espalier, bome), avec l'*appareil de Nycander*, les *tracteurs* ou les *bandes élastiques*, conviennent aux cyphoses et développent la capacité thoracique.

Nous ne recommandons que, très rarement, les *exercices de suspension par les mains* d'après la technique de Delpech. Quelques exercices avec appui à la bome, avec suspension allongée par les mains à l'espalier (flexion des cuisses, genoux fléchis, flexion des cuisses, genoux tendus, écartement des jambes), produisent des contra ctions énergiques des muscles abdominaux, en mêm temps que le redressement du rachis lombaire et sont par conséquent, utiles dans le traitement des lordoses

Les *exercices de suspension, avec les bras, au trapèze aux échelles*, etc., sont le plus souvent nuisibles. Il agissent surtout sur les muscles de l'épaule, provoquen des attitudes asymétriques. Plusieurs exercices de l gymnastique ordinaire, exécutés avec les bras (rétablis sements, etc.), développent inégalement les muscles e aggravent les courbures scoliotiques.

Les *exercices exécutés avec des poids* placés dans le mains du sujet, surchargent le rachis, surmènent le muscles, aggravent les courbures.

Les *exercices d'équilibre*, justement recommandés pa Delpech, sont souvent très utiles.

Les exercices généraux avec des *appareils mécanothe rapiques* ont l'inconvénient d'exiger des machines com pliquées, coûteuses. Elles suppriment souvent l'initiative l'activité des sujets.

L'*escrime* est nuisible dans les scolioses à plusieur courbures. Elle ne peut qu'exceptionnellement servir corriger les attitudes vicieuses. Elle ne convient qu dans quelques cas légers, avec des courbures longue uniques et avec position très vicieuse des épaules. Ell doit être, dans ces cas, pratiquée du bras qui répond la concavité.

L'exercice de la *bicyclette*, même avec des position spéciales du siège et du guidon, loin de fortifier le muscles du tronc, est au contraire très nuisible aux sujet atteints de déviations vertébrales.

En résumé, les exercices généraux fortifient surtout le système musculaire du tronc, particulièrement les muscles vertébraux et thoraciques.

Symétriques, exécutés alternativement à droite et à gauche, ainsi que l'a recommandé depuis longtemps Dubreuil (de Marseille), avec une force et une amplitude égales, régulièrement, pendant longtemps, ils donnent de a mobilité et de la souplesse, ils relèvent la fonction statique (A. Schanz) ou mieux mécanique du rachis (W. Schulthess), ils agissent puissamment sur tout ce qui n'est qu'*attitude*, en rééduquant le sens musculaire. Ils corrigent les flexions, l'inclinaison dorso-lombaire, l'inclinaison atérale de la partie supérieure du tronc, dans les difformités au début.

Dans les scolioses légères, en supprimant les influences nuisibles, principalement statiques, et les flexions vicieuses, ils peuvent enrayer le progrès des courbures, rétablir la symétrie de la colonne vertébrale.

Les exercices libres ont peu d'action sur l'élément déformation et ne peuvent, à eux seuls, dans les difformités importantes, redresser les courbures, corriger les torsions, diminuer les gibbosités. Ils ne peuvent améliorer les scolioses congénitales avec anomalies des vertèbres, avec déformations notables et lésions irritatives des os. Ils modifient peu la rigidité des rachis scoliotiques.

Employés seuls, ils ne sauraient remplir toutes les conditions du traitement des scolioses. Combinés avec les exercices spéciaux, avec les mouvements respiratoires, avec les mobilisations par les manipulations passives ou les appareils, avec d'autres méthodes, ils sont souvent indiqués.

Ils sont surtout utiles dans les scolioses légères. Ils corrigent, dans ces cas, les attitudes vicieuses, les flexions. Ils rétablissent l'asymétrie du tronc et du rachis. Dans les courbures uniques, dans les scolioses totales, au début, ils donnent souvent le redressement des déviations.

Ils sont impuissants, lorsqu'il s'agit de difformités anciennes, prononcées.

Ils conviennent dans quelques cas de scolioses anciennes, lorsqu'il faut réveiller l'activité des muscles vertébraux immobilisés pendant longtemps ou comprimés par l'emploi des corsets, après certaines méthodes de traitement. Nous recommandons, principalement après les manipulations, surtout les exercices dans la position horizontale qui, en supprimant l'effet nuisible du poids du corps, donnent une contraction très énergique des muscles spinaux, un certain degré de correction des courbures pathologiques et des gibbosités, dans les cas légers.

Les exercices d'auto-redressement, les exercices dans la position verticale, sont quelquefois utiles dans les scolioses légères, pour la correction des attitudes vicieuses.

Les exercices de reptation, les exercices « à quatre pattes », produisent une mobilisation utile du rachis. Ils fortifient les muscles du tronc.

Ils n'ont que peu d'action sur les déformations vertébrales, thoraciques, et sur le redressement des courbures.

Ils ne sont pas indiqués dans tous les cas de scolioses, mais seulement dans les scolioses et cyphoses commençantes, dans les scolioses à courbures uniques, sans déformations importantes ni lésions des os.

Les exercices généraux avec des appareils, sont rarement utiles, exceptionnellement indiqués.

Les appareils mécanothérapiques que nous décrivons plus loin, page 87, agissent, en général, dans un sens déterminé, dans des points précis. Ils sont surtout utilisés pour exécuter des exercices spéciaux.

Nous insistons plus loin (page 112) sur les indications, les contre-indications, les inconvénients, les erreurs d'application du traitement gymnastique.

Ces renseignements s'appliquent, en effet, en général, à la fois aux exercices généraux et aux exercices spéciaux.

II. — EXERCICES SPÉCIAUX, ASYMÉTRIQUES

Par des attitudes, par des exercices asymétriques spéciaux, par des pressions en des points déterminés, on cherche à redresser les courbures, à corriger les déformations, on sollicite l'action de certains muscles, on tente de redresser les arcs des courbes, en obtenant la contraction des muscles de la convexité. On essaie même de modifier les torsions, les rotations, les difformités thoraciques, les gibbosités.

Ainsi posé, ce problème thérapeutique est, dans la pratique, d'une solution difficile.

Nous apprécierons, page 112, dans quelles limites le traitement gymnastique spécial permet de vaincre les difficultés et d'obtenir des résultats plus ou moins parfaits.

§ 1. — Exercices dans la station debout.

Le tronc et le rachis sont placés en extension, suivant la description page 17 et fig. 9. Des pressions sont exercées par le sujet au niveau des convexités des courbures. Divers mouvements de flexion, de rotation, de circumduction, sont exécutés.

Les attitudes spéciales, les mouvements asymétriques, les pressions au sommet des convexités ou au niveau des gibbosités, doivent redresser, hypercorriger les courbures, de convexes les transformer en concaves, réduire même les déformations costales.

Flexion ou scoliose a courbure unique.

Scoliose dorsale à convexité droite.

Exercice I. (Fig. 40.) — Tronc et rachis en extension. — Les membres inférieurs parallèles, rapprochés, la pointe des pieds légèrement en dehors.

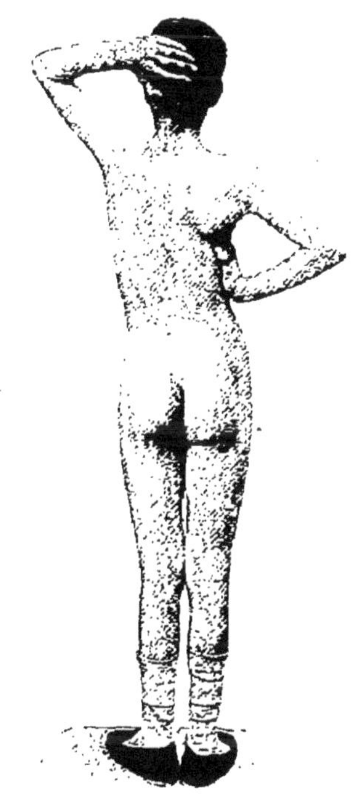

Fig. 40.

Main gauche à la nuque. Main droite ouverte, le pouce en arrière, au niveau du sommet de la convexité, sur la partie postéro-latérale droite du thorax.

« Un ». Déplacer le tronc, en totalité, vers le bassin à gauche, le coude gauche entraîné en haut dans la direction du plafond et un peu en arrière, la main droite pressant fortement sur la gibbosité. Omoplates fortement fixées en arrière par la contraction des deux grands dorsaux. Tête libre relevée. Cou en extension.

« Deux ». Reprendre lentement la position primitive.

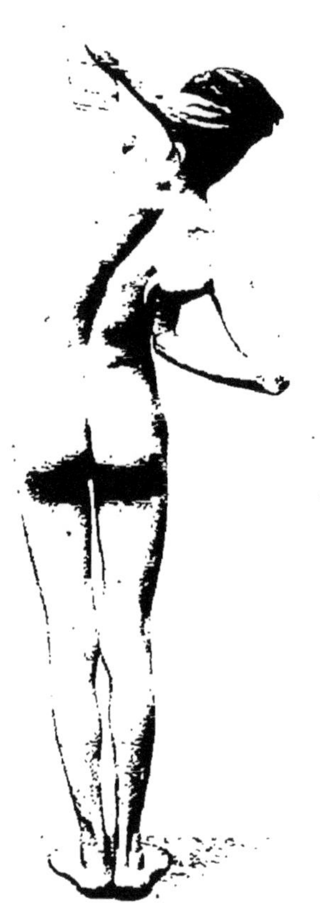

Fig. 41.

Dans cette même attitude, on peut encore exécuter les exercices suivants :

Exercice II. (Fig. 41.)— « Un ». Fléchir latéralement le tronc à droite en accentuant la pression de la main droite, en dirigeant le coude gauche en haut et en arrière.

« Deux ». Reprendre lentement la position primitive de départ.

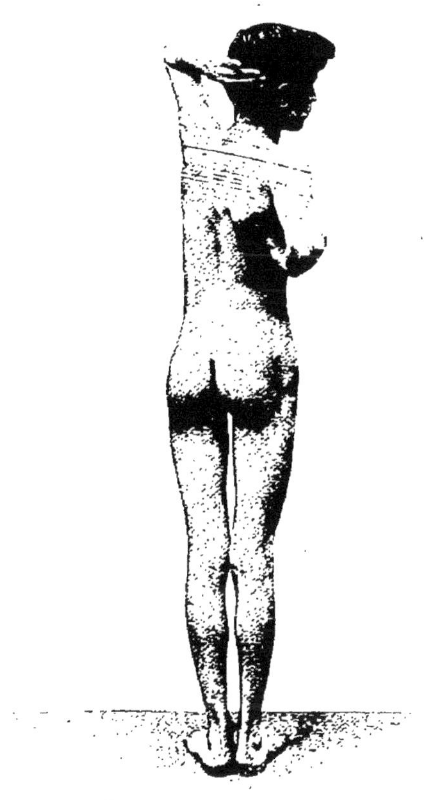

Fig. 42.

Les exercices d'inclinaison latérale du tronc, du côté de la convexité des courbures, doivent être attentivement surveillés. L'inclinaison doit se produire au niveau du sommet de la convexité de la courbure, et non au niveau de la taille ou de la courbure de compensation.

Exercice III. (Fig. 42.) — « Un ». Torsion du tronc d'avant en arrière, de droite à gauche, le coude droit suivant le mouvement et dirigé, par conséquent, d'avant en arrière, de droite à gauche et un peu en haut.

« Deux ». Reprendre lentement la position primitive de départ.

L'attitude « Key note » (fig. 6, page 14) peut servir à corriger les déviations dorsales.

Exercice IV. — Le sujet, en station verticale, appuyé du côté gauche, contre un montant, soulève l'épaule droite, tandis que le chirurgien résiste en saisissant le poignet droit (Exercice destiné à corriger l'abaissement de l'épaule).

On peut encore pour corriger l'abaissement de l'épaule d'un côté, suivre les conseils donnés dans son « Orthopédie » par N. Andry : placer un poids léger sur l'épaule qui baisse (N. Andry), faire porter avec la main un gros livre du côté de l'épaule basse, un léger fardeau, une chaise, une petite échelle.

On exécute, dans quelques cas, les exercices spéciaux pour courbures uniques, en plaçant les membres supérieurs étendus et les mains jointes derrière le dos (Mikulicz).

Scoliose lombaire à convexité gauche.

Exercice I. (Fig. 43.) — Membre inférieur droit légèrement en abduction et un peu en avant.

Les deux mains sur la tête. « Un ». Flexion des articulations de la hanche et du genou droits.

Extension du rachis. Le membre inférieur gauche bien tendu, appuyant fortement sur le pied gauche.

Le bassin est ainsi abaissé à droite. Le segment lombaire s'incline à droite.

« Deux ». Reprendre lentement la position primitive de départ.

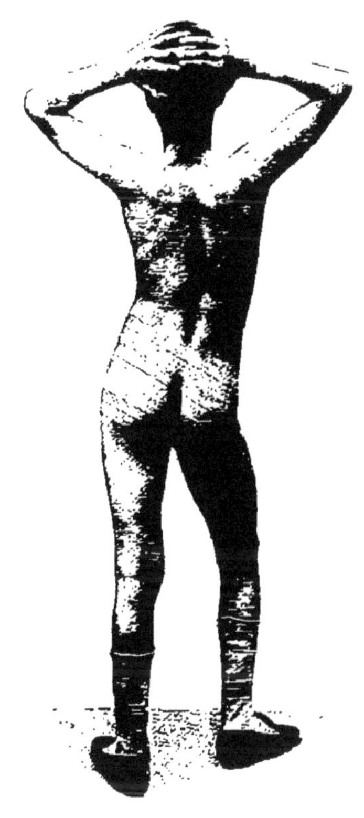

Fig. 43.

Exercice II. (Fig. 44.) — Même attitude des membres inférieurs que dans le précédent exercice.

La main gauche presse au niveau du sommet de la convexité lombaire gauche.

Main droite à la nuque. « Un ». Fléchir le tronc à gauche, en accentuant la pression de la main gauche.

« Deux ». Reprendre lentement la position initiale de départ.

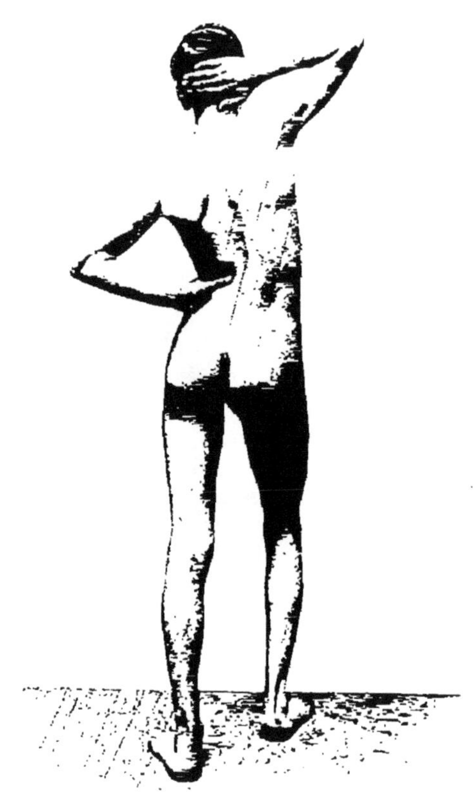

Fig. 44.

Exercice III. — Même attitude que dans l'exercice II.

« Un ». Mouvement de torsion, d'avant en arrière, de gauche à droite, le coude gauche fortement porté en haut et en arrière.

« Deux ». Reprendre lentement la position initiale.

Pendant les exercices II (scoliose dorsale) et II (scoliose lombaire), le chirurgien peut presser en même temps que le patient, au niveau du sommet de la convexité des courbures, pendant les mouvements d'inclinaison latérale.

La pression aux sommets des convexités peut être exercée par l'appui contre le rouleau de Wolm, pendant l'exécution des mouvements d'inclinaison latérale.

Exercice IV. — Sujet dans la position verticale, debout sur un tabouret, les mains appuyées sur les barreaux d'un montant.

Élever la hanche gauche, tandis que le chirurgien résiste à ce mouvement en exerçant des tractions au niveau de la jambe.

Exercice V. (Fig. 45.) — Le sujet se maintient, dans la rectitude, sur un tabouret, en appuyant seulement le pied gauche.

Le membre inférieur et le pied droits sont libres dans l'espace. Ils entraînent, par leur poids, la colonne vertébrale et le bassin du côté droit.

Le rachis, convexe à gauche, devient convexe à droite.

Le genou, du côté gauche, doit être raide, sans flexion.

Le pied, du côté libre, peut exécuter dans l'espace divers mouvements : abduction, adduction, rotation.

Les exercices IV et V sont recommandés non seulement dans le but de redresser la courbure lombaire, mais encore de corriger l'asymétrie du bassin, l'abaissement de la hanche, du côté de la convexité.

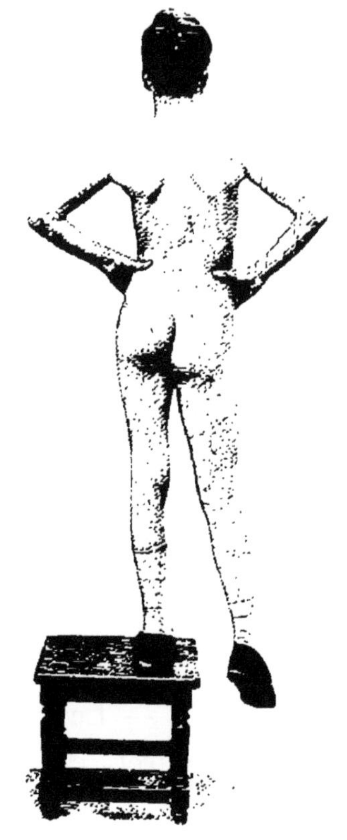

Fig. 45.

Scoliose a plusieurs courbures.
Scoliose dorsale à convexité droite, lombaire à convexité gauche.

Exercice I. (Fig. 46.) — Rachis en extension active. Main droite pressant sur la gibbosité droite, au niveau du sommet de la convexité de la courbure dorsale, dans le sens du diamètre allongé du thorax.

Main gauche à la hanche gauche, les quatre derniers doigts appuyant sur la crête iliaque, le pouce, un peu plus haut, en arrière, dans la région des apophyses transverses.

Coudes légèrement ramenés en arrière.

Tête un peu relevée. Cou tendu.

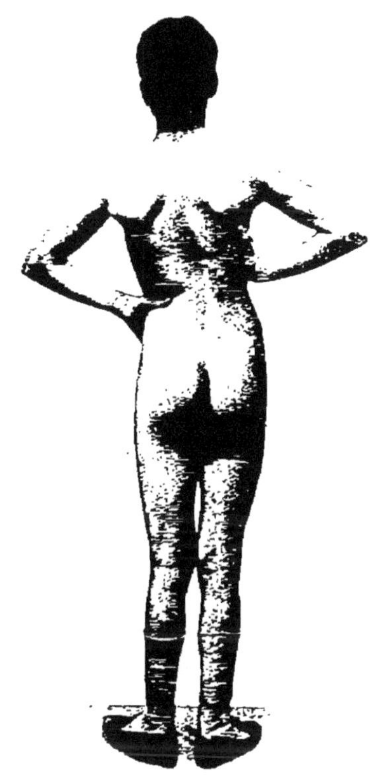

Fig. 46.

« Un ». Étendre le rachis, porter énergiquement la partie supérieure du tronc vers la gauche du côté de la concavité dorsale droite pendant que la main droite presse sur la gibbosité droite et que la main gauche maintient le bassin immobile (fig. 46).

« Deux ». Reprendre lentement la position primitive.

EXERCICE II. — (Fig. 47.)

Extension du rachis.

Talons rapprochés, maintenus par une saillie du plancher, pieds tournés en dehors.

Main droite pressant au niveau du sommet de la convexité dorsale droite.

Main gauche pressant au niveau du sommet de la convexité lombaire gauche.

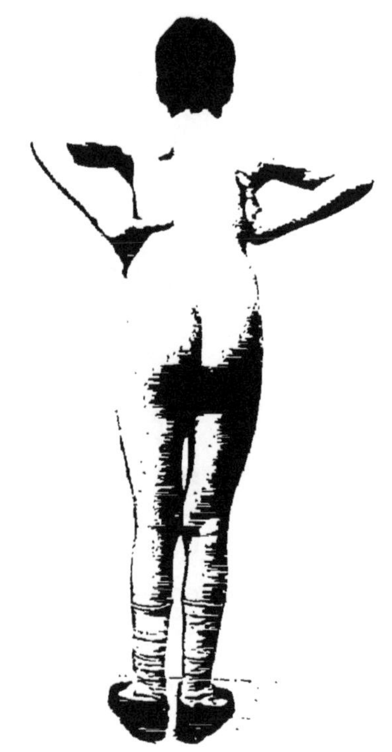

Fig. 47.

« Un ». S'incliner en avant, en étendant fortement le rachis (fig. 47).

« Deux ». Reprendre la position initiale.

Le chirurgien peut exercer des pressions au niveau des sommets des convexités, pendant le mouvement d'inclinaison et de relèvement du sujet.

Dans ce cas, la main gauche du patient est à la nuque, la main droite au niveau de la hanche droite.

Les efforts du chirurgien sont faits suivant des directions bien déterminées, selon une ligne diagonale, aux sommets des convexités.

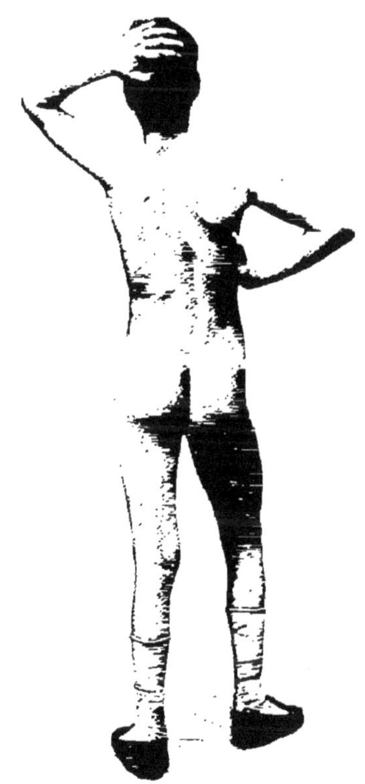

Fig. 48.

Exercice III. — (Fig. 48.)

Combiner l'exercice I (fig. 40) pour le redressement de

la scoliose dorsale à convexité droite, avec l'exercice I (fig. 43), pour le redressement de la scoliose lombaire à convexité gauche.

Main droite pressant sur la gibbosité dorsale droite, le coude en arrière.

Main gauche à la nuque.

Membre inférieur droit, légèrement en abduction et un peu en avant.

« Un ». Flexion des articulations de la hanche et du genou droits, le membre inférieur gauche bien tendu. Déplacement du tronc en avant et vers le bassin à gauche, le coude porté en haut et un peu en arrière (fig. 48).

« Deux ». Reprendre lentement la position initiale.

Le chirurgien facilite et accentue le mouvement, en pressant, avec sa main droite, au niveau de la gibbosité thoracique, déplaçant le tronc vers la gauche et en haut, immobilisant le bassin, avec sa main gauche, et résistant à tout déplacement de la partie inférieure du tronc.

Cet exercice a pour but d'abaisser le bassin à droite, d'hypercorriger et de détordre la courbure dorsale : d'hypercorriger et de détordre la courbure lombaire.

Quelques-uns des exercices précédents peuvent être exécutés dans la *position horizontale*.

§ 2. — Exercices dans le décubitus horizontal. Exercices au banc.

Décubitus horizontal, dorsal ou abdominal (à plat ventre), le tronc reposant sur un banc ou une table, ou dans l'espace, les membres inférieurs maintenus par une courroie ou par un dispositif spécial, dans les positions représentées dans les figures 23, 24, des exercices généraux.

PRINCIPAUX EXERCICES.

Scoliose dorsale à convexité gauche.

EXERCICE I. — Main droite, du côté de la concavité, à la nuque.

Main gauche pressant au niveau de la gibbosité costale gauche ou placée derrière la hanche gauche.

« Un ». Se relever lentement, sans efforts brusques, sans secousses, en décrivant un arc de cercle, aussi haut que possible.

Rester quelques instants en maintenant énergiquement la contraction des muscles spinaux.

« Deux ». Reprendre lentement la position initiale.

Pendant le relèvement du tronc, large inspiration ; pendant le mouvement d'abaissement, large expiration.

EXERCICE II. (Fig. 49.) — Même mouvement et même position des mains.

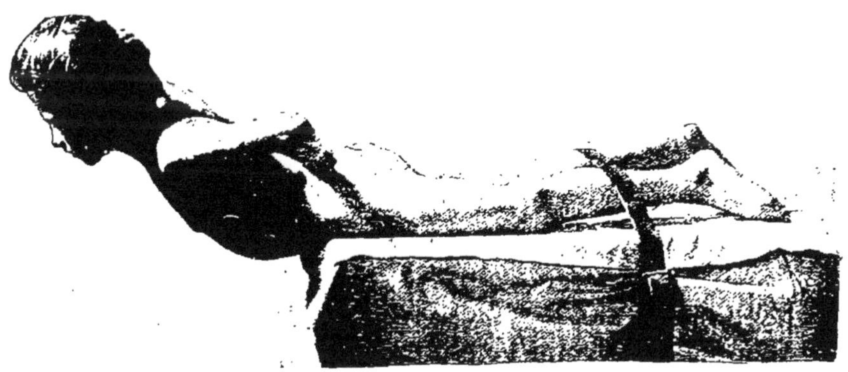

Fig. 49.

Sujet placé dans la position de la figure 49, le bassin affleurant le bord antérieur de la table, le tronc libre dans l'espace.

Le même exercice peut être fait, le bras, en forte extension du côté de la concavité, le chirurgien exerçant une résistance à l'élévation ou à l'extension du bras et pressant au niveau de la gibbosité.

Exercice III. (Fig. 50). — *Position couchée latérale sur le côté convexe.*

Main droite derrière la nuque.

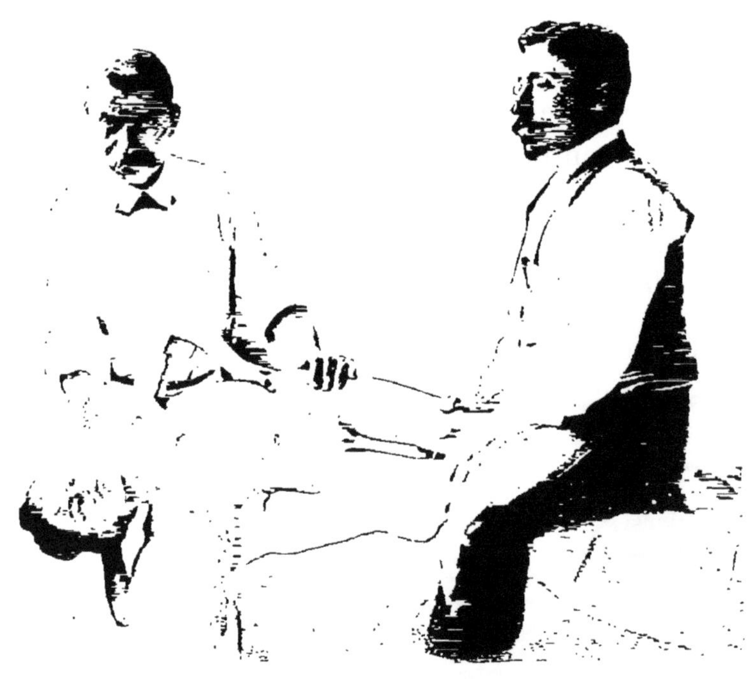

Fig. 50.

Main gauche au niveau de la crête iliaque gauche.

Membres inférieurs maintenus par une courroie ou mieux par un aide.

« Un ». Se relever aussi haut que possible, en décrivant un arc de cercle, sans incliner le corps à droite ou à gauche, sans efforts brusques, sans secousses.

Rester quelques instants dans la position d'élévation maximum.

« Deux ». Reprendre lentement la position initiale.

Pendant l'élévation du tronc, large inspiration ; pendant l'abaissement, large expiration.

Le chirurgien oppose une résistance au mouvement de relèvement du tronc du sujet, en plaçant sa main à plat sur les muscles en contraction et en pressant plus ou moins fort.

Ce mouvement agit énergiquement non seulement sur la convexité vertébrale scoliotique, mais encore sur la cage thoracique rétractée.

§ 3. — Exercices dans l'attitude « a quatre pattes ».

Exercices de reptation.

Quelques exercices dans l'attitude « à quatre pattes », considérés par Klapp comme des exercices généraux, sont de véritables exercices spéciaux chargés de redresser les courbures, de modifier la torsion, d'atténuer les gibbosités.

L'exercice de reptation « à l'amble » (fig. 32, page 43) est destiné à corriger les scolioses à deux courbures, la courbure dorsale et la courbure lombaire.

Quelques exercices « sur place » peuvent être modifiés dans le but de corriger une courbure.

§ 4. — Exercices dans la position assise.

Flexion ou scoliose à courbure unique.

Exercice I. — Sujet à cheval sur une table de massage. Flexion latérale du tronc, du côté de la convexité, pendant que le chirurgien presse sur la gibbosité, dans le sens du diamètre allongé du thorax et exercé une certaine résistance au niveau du bras, du côté de la concavité.

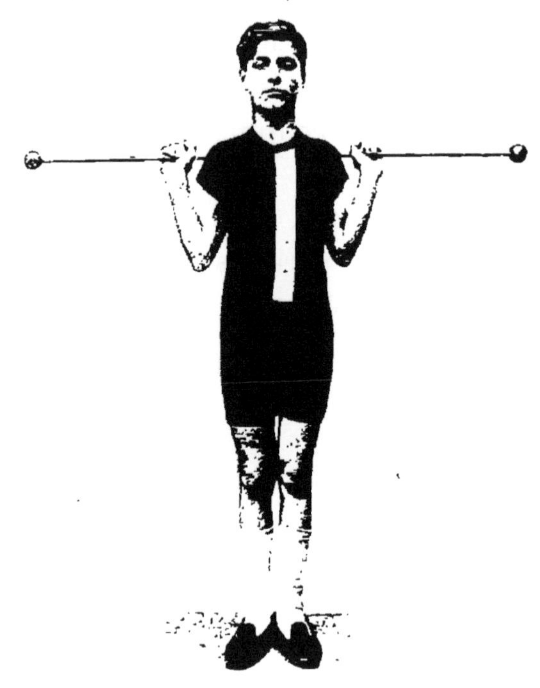

Fig. 51.

Exercice II. — Même position que dans l'exercice I. Rotation active de la partie supérieure du tronc, s'il s'agit d'une scoliose à convexité gauche, de gauche à droite, si la scoliose est convexe à droite, de droite à gauche, pendant que le chirurgien, placé derrière le sujet, exerce une forte pression au niveau de la gibbosité et accentue le mouvement de rotation.

Exercice III. — Sujet assis sur un tabouret.

Inclinaison forcée latérale du tronc du côté de la convexité de la courbure, tandis que le chirurgien exerce de la résistance au mouvement d'inclinaison du tronc, au niveau du membre supérieur étendu qui correspond à la concavité.

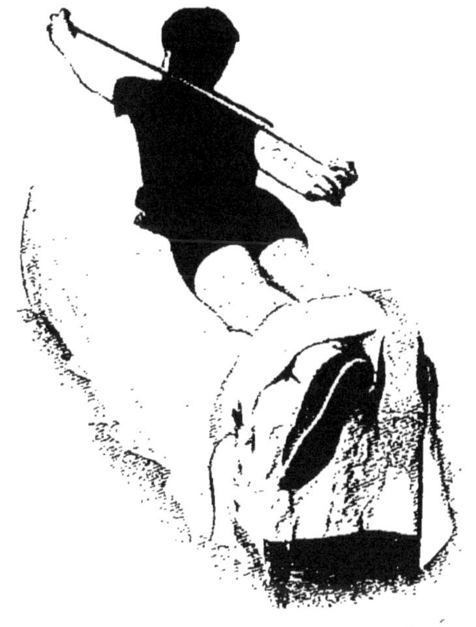

Fig. 52. — Correction d'une courbure totale à convexité droite.

Cet exercice, légèrement modifié, est encore utile dans les cas de scoliose lombaire et de scoliose totale en C.

Les attitudes représentées fig. 7 et fig. 8, pages 15, 16, peuvent être utilement recommandées dans les scolioses totales en C et dans les scolioses lombaires ou dorso-lombaires.

EXERCICES SPÉCIAUX AVEC APPAREILS. — MÉCANOTHÉRAPIE

Des mouvements *actifs* ou *passifs*, principalement des mouvements *passifs*, peuvent être exécutés pendant que des appareils, simples ou compliqués, corrigent les attitudes vicieuses, redressent les courbures, réduisent les difformités.

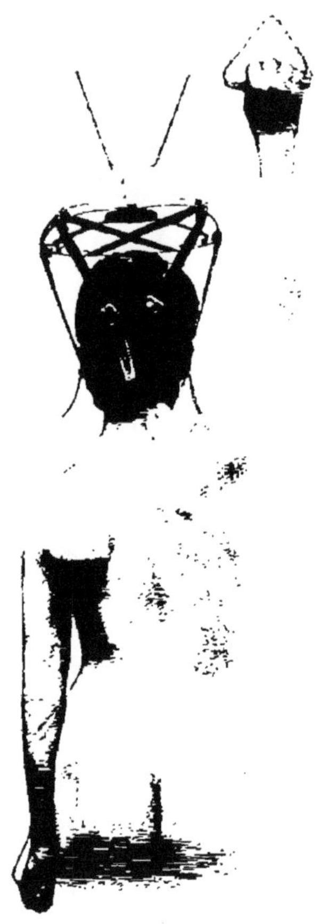

Fig. 53. — Appareil de Wagner.

Ces exercices ont pour but soit de mobiliser le rachis et d'assouplir les parties molles, ayant ainsi la même action que les manipulations (page 95), soit de produire des attitudes de correction, soit de fortifier les muscles qui doivent maintenir les redressements acquis.

Quelques appareils très simples, le *bâton* (fig. 51, fig. 52), les *poids*, les *tracteurs élastiques*, l'*appareil de Larghiader*, l'*appareil de Wagner* (fig. 53), dirigent les mouvements dans des attitudes corrigées ou surcorrigées.

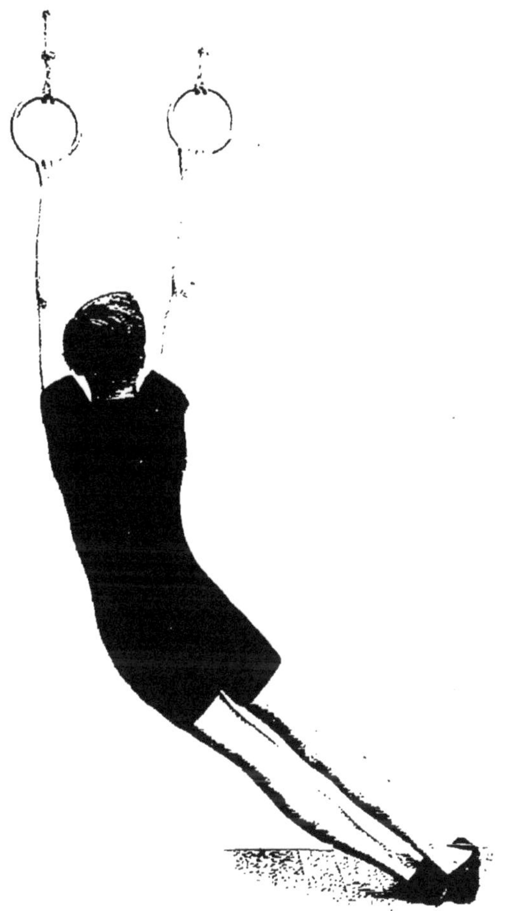

Fig. 54. — Correction d'une courbure totale à convexité droite, par la suspension aux anneaux.

La fig. 53 représente un sujet atteint de scoliose à convexité gauche exécutant des mouvements, pendant que l'appareil de Wagner incline le rachis, en lui donnant une courbe très prononcée à convexité droite.

De même, les exercices de *suspension avec les mains*

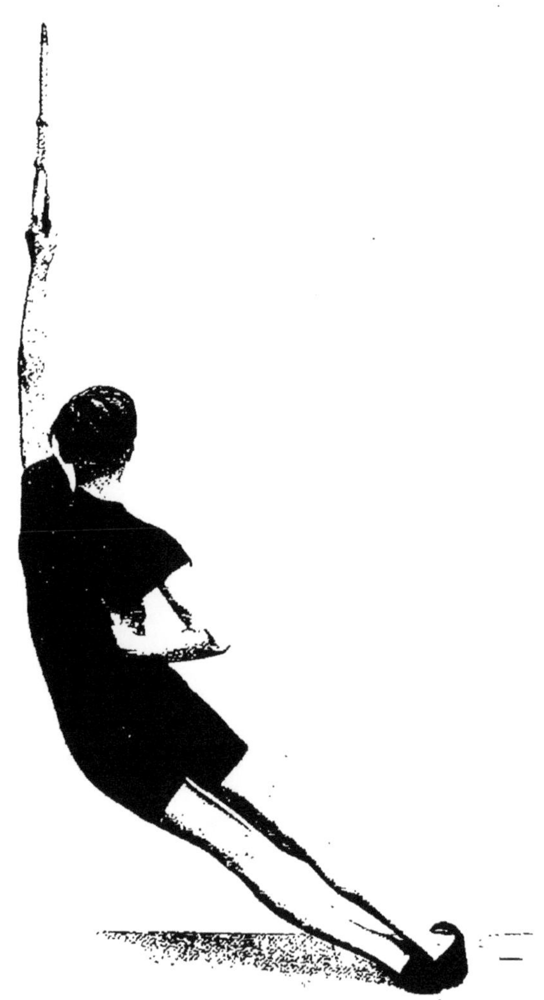

Fig. 55. — Correction d'une courbure totale à convexité droite, par la suspension à un anneau.

aux *bâtons de Lentin*, aux *échelles*, aux *anneaux* (fig. 54 et 55), au *trapèze* sont souvent utiles.

Dans les scolioses dorsales, nous recommandons, quelquefois, la suspension à deux barres parallèles d'un tra-

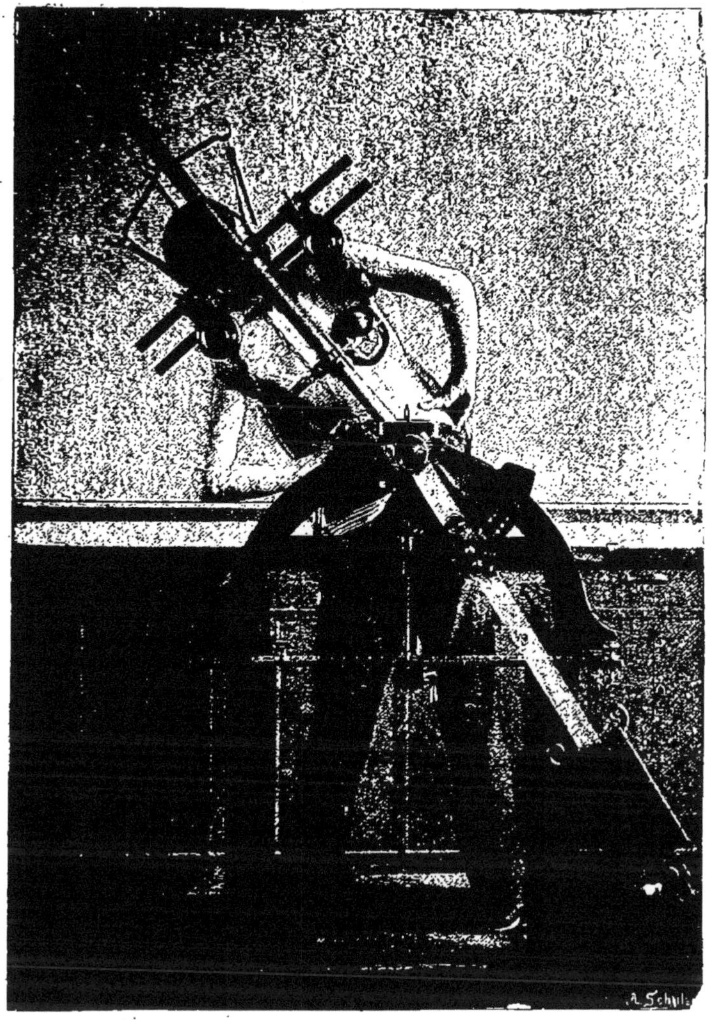

Fig. 56. — Appareil à rotation de W. Schulthess.

pèze ou d'une échelle, la pointe des pieds touchant le sol, la main du côté de la concavité plus haute que la main du côté de la convexité.

Pendant la *suspension verticale* ou *oblique*, le poids

du corps et la traction exercée aux deux extrémités de l'arc vertébral redressant les courbures, on prescrit sou-

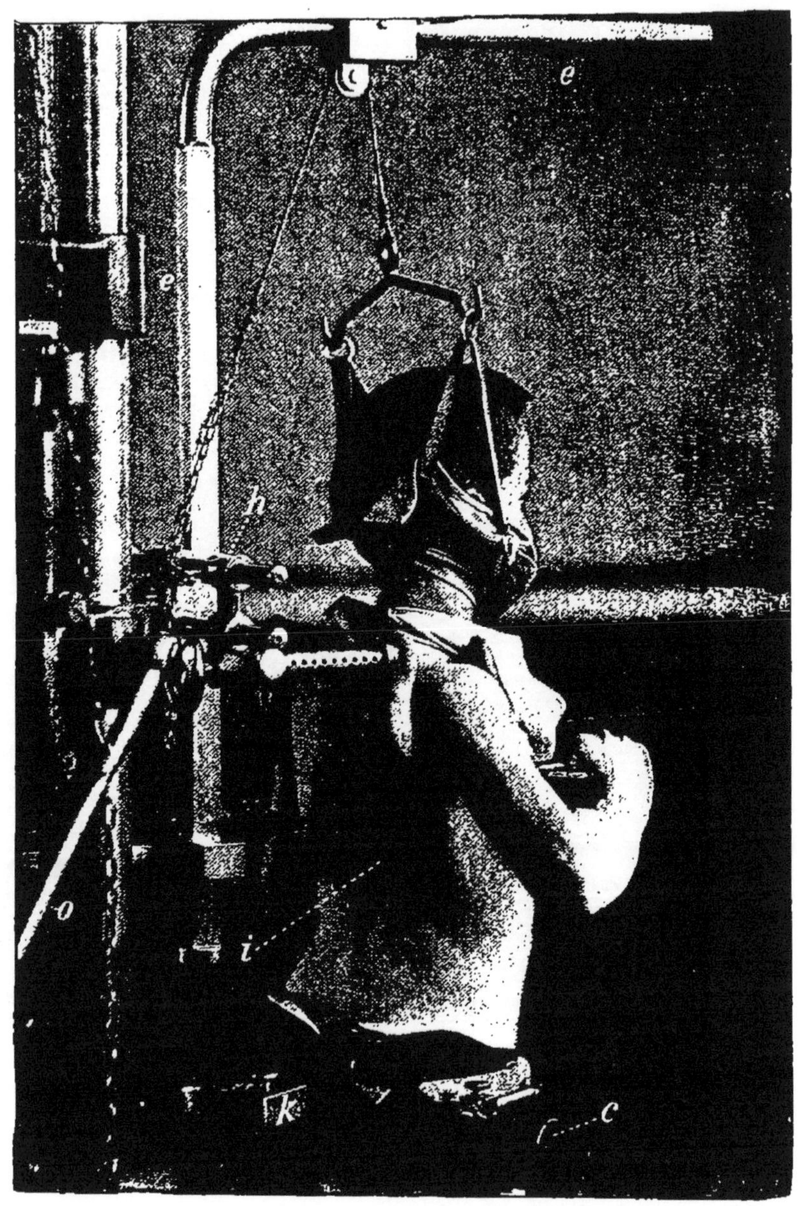

Fig. 57. — Appareil à détorsion de W. Schulthess.

vent des attitudes ou des mouvements, l'élévation d'un

bras, tandis que l'autre est abaissé, des mouvements alternatifs et rythmés des membres supérieurs ou inférieurs, des mouvements de balancement.

Mieux que l'*appareil de L.-A. Sayre*, l'*appareil de Wagner-Schmitt* permet, pendant l'auto-suspension, l'exécution de mouvements, qui corrigent les déviations cervicales et dorsales.

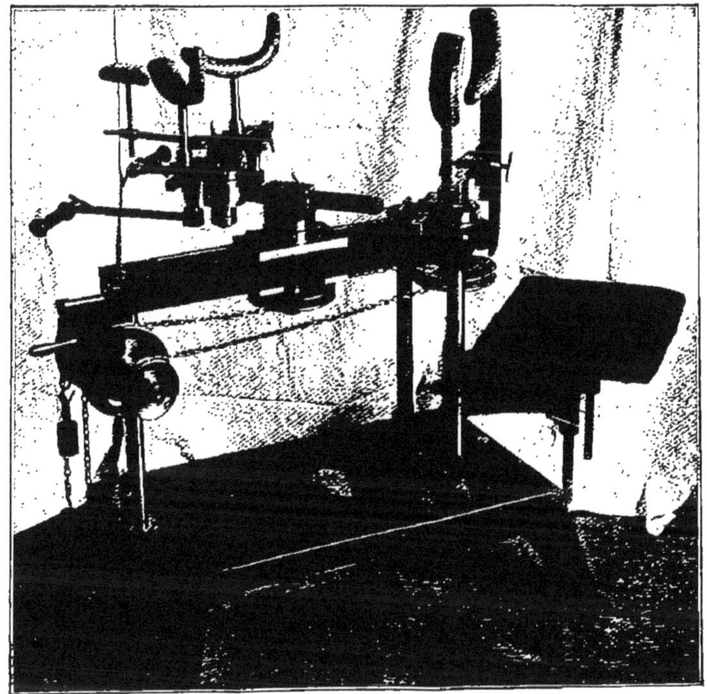

Fig. 58. — Appareil d'inclinaison de W. Schulthess.

Des *appareils mécanothérapiques*, plus compliqués, dirigent les mouvements, *asymétriques*, *actifs* ou *passifs* (*flexion latérale*, *inclinaison*, *rotation*, *détorsion*), pendant que les difformités sont corrigées, soit par la suspension verticale ou oblique, soit par des pressions avec des pelotes.

Dès 1865, Amédée Bonnet recommandait dans le trai-

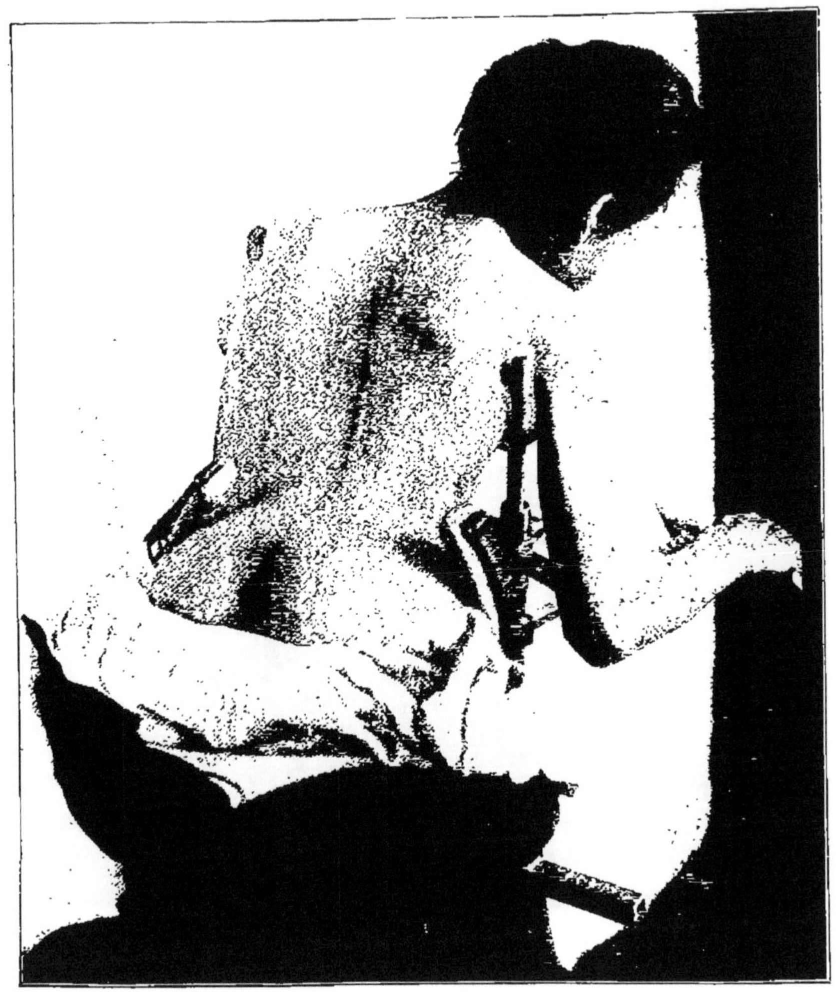

Fig. 59. — Le même, en action.

tement des scolioses un appareil de mouvement de rotation pour le rachis et le thorax. (Voir p. 136, fig. 85.)

Un grand nombre d'appareils de ce genre ont été inventés, dans ces dernières années, par *Zander*, *W. Schulthess*, *Herz*, etc., etc.

Les figures 56, 57, 58 et 59 représentent les principaux appareils de W. Schulthess, leur mécanisme, leur mode d'action.

Le nouvel appareil d'inclinaison de Schulthess (fig. 58 et 59) est destiné à produire des mouvements analogues à ceux de la reptation, pendant la correction des attitudes vicieuses et des difformités.

Nous signalons et décrivons page 134 et suivantes, les principaux appareils recommandés pour le redressement du rachis, la correction des déformations thoraciques pendant les mouvements de gymnastique respiratoire : appareil d'Amédée Bonnet (fig. 85), appareil auto-modeleur à pression pneumatique de Mencière (fig. 91).

MANIPULATIONS. REDRESSEMENT PASSIF MANUEL.

Les *manipulations* ont pour but de mobiliser le rachis, d'assouplir les parties molles du côté concave, de permettre le redressement temporaire, des courbures scoliotiques, la correction des difformités thoraciques.

Intimement liées au traitement gymnastique, les manipulations sont souvent exécutées pendant des mouvements actifs, passifs, ou avec résistance du sujet.

L'action musculaire corrective ne peut se faire sentir que lorsque le rachis a été mobilisé, lorsque les parties molles, rétractées du côté concave, ont été graduellement élongées et assouplies.

Dans les cyphoses et les scolioses graves, les manipulations sont le traitement préparatoire, indispensable, à l'emploi d'autres méthodes et particulièrement du traitement gymnastique.

Rappelons que les pressions correctives doivent s'exercer méthodiquement, d'après les principes indiqués par la mécanique et par l'étude anatomo-pathologique des scolioses.

Les points d'application de la force de pression, la direction des pressions, varient suivant les cas. Les pressions sont exercées, le plus souvent, au niveau du sommet des courbures ou aux extrémités de l'arc vertébral. On peut encore agir sur le rachis, par voie indirecte, en exerçant des pressions sur les côtes, pressions qui sont transmises par l'extrémité vertébrale costale et modifient les courbures et la torsion.

Aux pressions directes, sont combinées, dans un grand nombre de cas, des pressions de torsion et des mouvements de circumduction du tronc.

La direction des pressions et leur point d'application varient suivant la variété de la déformation thoracique et de la gibbosité.

Dans la forme la plus fréquente, le thorax étant *obliquement rétréci*, les pressions sont faites aux extrémités du grand diamètre diagonal, suivant une ligne oblique dirigée d'arrière en avant.

Si le thorax est *transversalement* et *unilatéralement rétréci*, une main presse en avant, près du sternum, du côté de la convexité, l'autre main appuie sur la partie latérale du thorax, du côté de la concavité.

Dans le cas d'*aplatissement* très marqué d'*un côté* du thorax, on presse en avant au niveau ou près du sternum et en arrière, du côté de la convexité, dans un point correspondant de la partie postérieure du thorax.

Dans notre pratique, nous exécutons les principales manipulations suivantes :

1. Le sujet étant étendu à plat ventre (*scoliose dorsale à convexité gauche*, fig. 60), le chirurgien à gauche, du côté de la gibbosité, exerce avec la paume de la main gauche sur laquelle appuie la main droite, de fortes pressions exactement dirigées suivant le diamètre allongé du thorax, c'est-à-dire, dans le cas particulier de scoliose dorsale à convexité gauche, représenté par notre figure, suivant une ligne oblique, allant de gauche en arrière, à droite en avant.

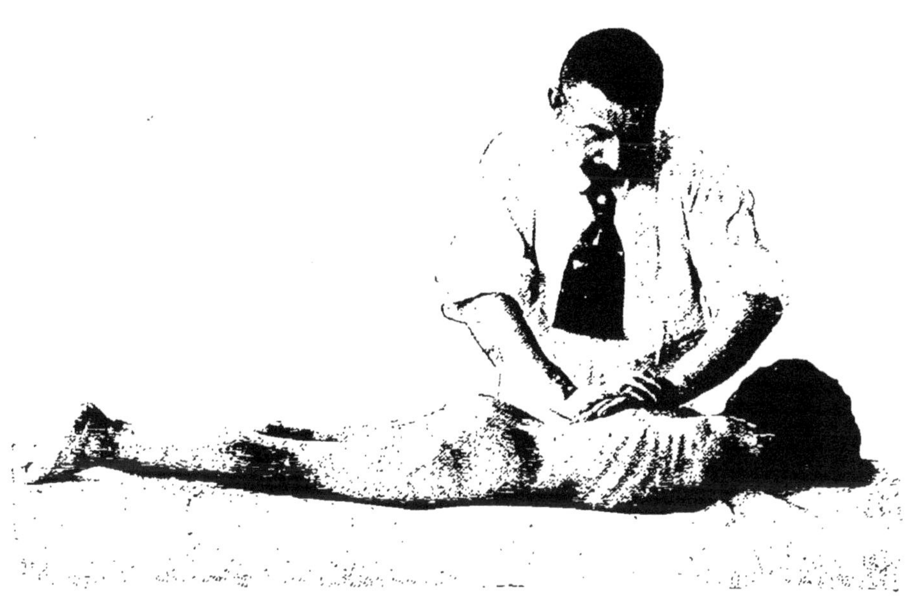

Fig. 60.

Un aide peut exercer une contre-résistance au niveau de la partie antérieure de la poitrine, du côté opposé (gibbosité antérieure) et au niveau du bassin, ou, mieux encore, une main placée au niveau de la partie latérale droite du thorax au-dessous des aisselles, l'autre main appliquée sur la partie latérale droite du bassin.

Les pressions, dirigées suivant ces indications, redressent la courbure, modifient la forme de la gibbosité et du thorax.

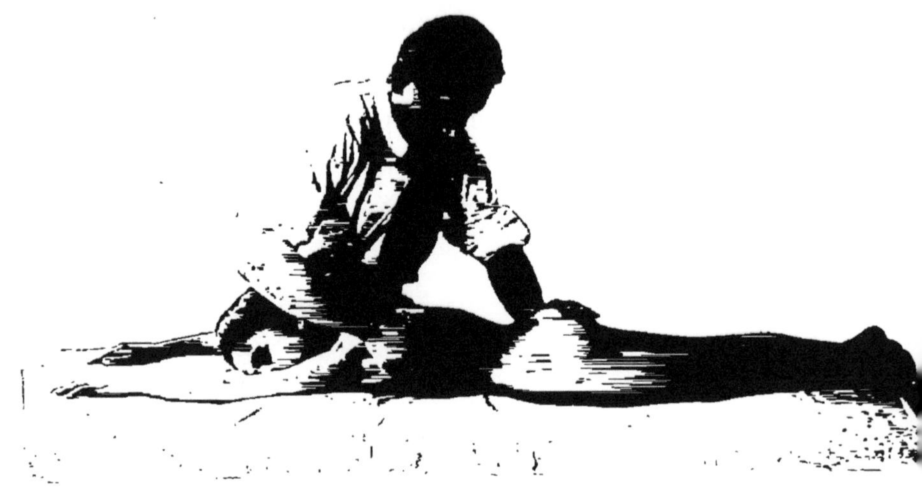

Fig. 61.

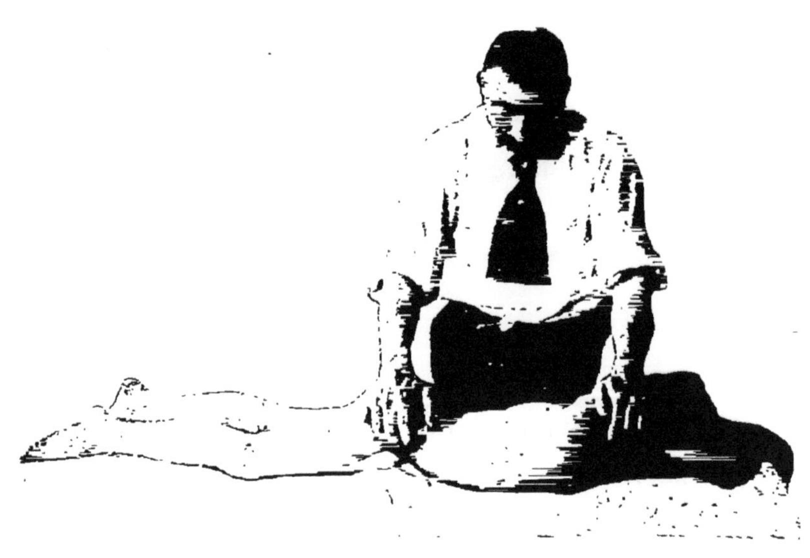

Fig. 62.

2. Dans la position de la fig. 61, le chirurgien presse fortement, suivant la direction indiquée plus haut, au

niveau de la gibbosité, avec sa main droite, sa main gauche exerçant une contre-résistance au côté droit du bassin du sujet.

3. Le chirurgien, dans la position de la figure 62, exerce une forte pression avec son genou, suivant la direction du diamètre diagonal allongé, sa main droite placée au niveau de la partie latérale droite du bassin, sa main gauche au niveau de l'épaule droite.

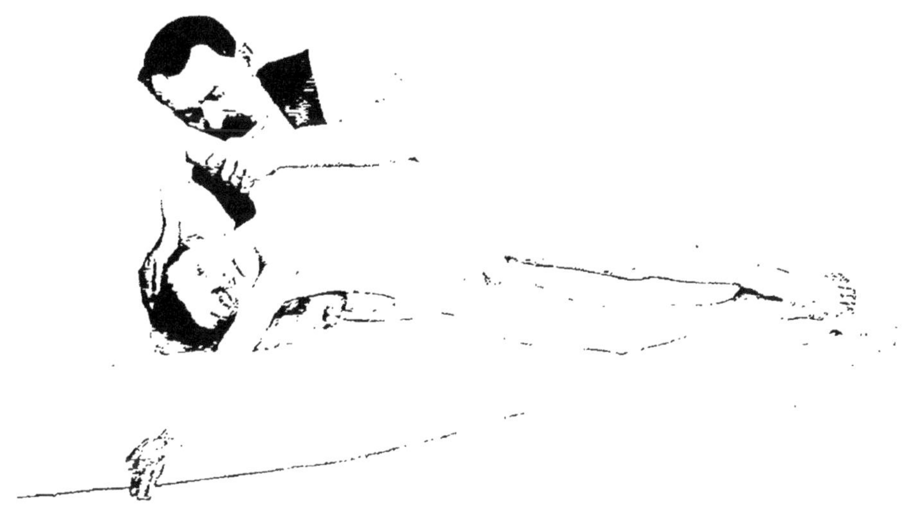

Fig. 63

4. Le sujet étant dans le décubitus latéral, le sommet de la gibbosité appuyant sur l'arête, légèrement rembourrée, de l'extrémité d'une table, le bassin et les extrémités tenus par un aide, le chirurgien incline en bas la partie supérieure du tronc, de façon à presser fortement au niveau de la partie saillante des côtes, suivant le diamètre allongé du thorax.

5. Le sujet étant dans le décubitus latéral, dans la

position de la fig. 63, le chirurgien exerce des pressions au niveau de la gibbosité, en soulevant le sujet et en le plaçant en position de suspension latérale.

6. Le sujet, dans la position de la fig. 64, la partie saillante de la gibbosité reposant sur un rouleau rigide, en *suspension latérale* analogue à celle obtenue avec des appareils spéciaux, le chirurgien, la main droite placée au niveau de l'épaule droite, la main gauche au niveau de la partie latérale droite, exerce des pressions suivant le diamètre allongé du thorax, à des intervalles rapprochés, de façon à obtenir la dilatation de la poitrine du côté opposé aplati, écartant en même temps ses deux mains et produisant une forte extension et une détorsion du rachis.

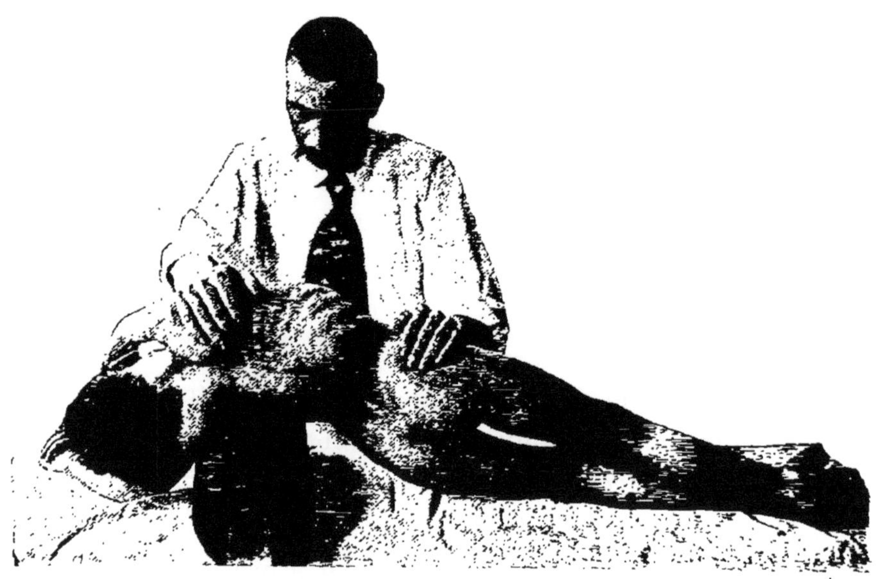

Fig. 64.

Le chirurgien presse, pendant les mouvements d'expiration du sujet, au niveau du sommet de la gibbosité postérieure, du côté de la convexité de la courbure, cherchant à redresser le rachis.

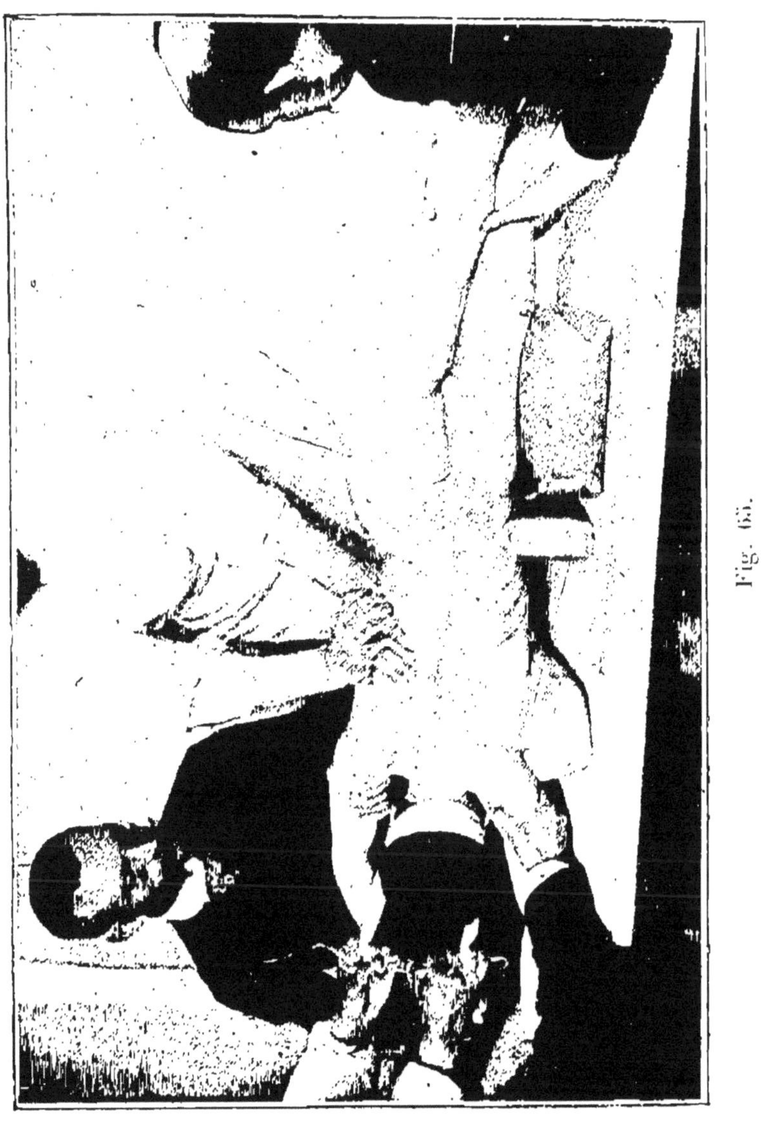

Fig. 63.

Cet exercice de redressement, combiné avec une véritable gymnastique respiratoire, est très utile dans certains cas de scolioses rigides, principalement lorsque les courbures sont uniques, totales.

7. Le sujet est placé dans la position de la fig. 65 que j'ai recommandée pour *le redressement forcé, manuel ou instrumental*, le corps légèrement renversé en arrière.

Deux coussins sont placés du côté de la concavité de la courbure, l'un au niveau du bassin, l'autre au niveau de l'aisselle.

Des tractions sont exercées par des aides au niveau de la tête et des membres inférieurs.

8. Le sujet étant étendu sur une table, ou le bassin affleurant le bord de la table, le tronc suspendu dans l'espace, position de la figure 24, page 35; un aide immobilise le bassin et les membres inférieurs, un autre aide exerce une forte traction sur les bras, donnant au tronc une légère inclinaison à droite, pendant que le chirurgien exerce des pressions au niveau de la gibbosité avec les mains ou le genou, suivant la direction indiquée.

9. Le chirurgien agit par le poids de son corps pendant les manœuvres de redressement. Le sujet, dans la position précédente, saisit à sa partie moyenne le tronc du chirurgien qui exerce des pressions, suivant les indications de l'exercice précédent.

Dans le cas de scoliose lombaire, de scoliose en C, on recommandera des exercices analogues, mais les pressions au lieu d'être faites au niveau de la gibbosité, seront exercées au niveau du sommet des convexités dorso-lombaires ou lombaires. Dans les scolioses à plusieurs courbures, les manipulations de redressement doivent être combinées de façon à ce que les pressions au niveau de la courbure primitive ne produisent pas l'augmentation des courbures secondaires.

Dans la scoliose dorso-lombaire, pendant que des pressions sont faites au niveau de la courbure dorsale principale, des contre-pressions sont exercées au niveau de la courbure lombaire. Une main du chirurgien presse au niveau de la courbure principale, l'autre main presse aussi, d'une façon égale, au niveau de la courbure secondaire.

Nous préférons, en général, placer le sujet, pendant les manipulations, dans la position *couchée à plat ventre* ou dans le *décubitus latéral*. Ces positions permettent d'obtenir plus de fixité du sujet et de répéter les manipulations pendant un certain temps, sans fatiguer les malades. Les positions suivantes sont cependant souvent utiles :

10. Le sujet, dans la station verticale entre les genoux du chirurgien auquel il tourne le dos, celui-ci immobilise le bassin du sujet, par la pression de ses genoux, et l'épaule droite avec sa main gauche placée en travers sur la poitrine (*scoliose dorsale à convexité droite*). Avec sa main droite, il exerce des pressions au niveau de la gibbosité (Forgue).

11. Le chirurgien incline latéralement, du côté de la convexité de la courbure, le sujet placé dans la position de l'exercice 10, jusqu'à ce que la gibbosité appuie sur sa cuisse. Appliquant une main sur le bassin, l'autre sur l'épaule, du côté de la concavité, il exerce de fortes pressions au niveau de la gibbosité et de la convexité de l'arc vertébral (Forgue).

12. Le sujet, d'abord dans la station verticale, les pieds réunis, s'incline ensuite en avant, le dos légèrement voûté, et saisit une barre transversale fixe. Dans cette position, les courbures rachidiennes et les saillies costales sont très apparentes et les diverses manipulations, pratiquées d'après les règles habituelles, sont très efficaces.

Le chirurgien peut exercer avec une main, une résistance au niveau de la hanche, ou appliquer une de ses jambes contre la jambe du sujet, du côté correspondant à la convexité. (Voyez aussi : Exercices dans la position verticale, avec manipulations de redressement, page 79, fig. 46 ; page 80, fig. 47 ; page 81, fig. 48.)

13. Le sujet est dans la position assise, à califourchon sur une table ou sur un banc, les genoux et les jambes bien fixés, la main du côté de la concavité derrière la nuque, la main du côté opposé sur la hanche.

Le chirurgien, étant placé derrière, fléchit latéralement et en arrière le tronc du sujet, du côté de la convexité, pendant qu'il presse fortement au niveau de la convexité de la courbure ou de la gibbosité.

14. Le sujet assis sur le bord d'un tabouret, le chirurgien, placé devant lui, presse avec une de ses mains au niveau de la gibbosité ou au sommet de la convexité de la courbure, en tirant sur les bras du sujet du côté de la concavité, et en entraînant le tronc de ce côté.

15. Pendant les manipulations, le sujet est en suspension, le dos appuyé contre les barreaux d'une échelle.

Il saisit, avec ses mains, une barre de l'échelle inclinée, à peu près à la hauteur de la tête du chirurgien, d'abord en suspension verticale, il se place ensuite dans la *position arquée*, en mettant les pieds sur un échelon correspondant à la racine des membres inférieurs, les bras tendus et les membres inférieurs raidis en forme d'arc ; le chirurgien, placé derrière, fait les manipulations de redressement. Un aide, placé devant, immobilise le bassin.

Après relâchement, le sujet reprend la position arquée, et ainsi de suite, deux ou trois fois.

Les manipulations dans la position arquée agissent surtout sur les déformations costales.

16. Le sujet étant en suspension, se tient, par une courroie à poignée, le long d'un espalier double, la convexité de la courbure dirigée du côté de l'engin de gymnastique. Le chirurgien, à côté de lui, en avant ou en arrière, presse obliquement sur la gibbosité, pendant que le poids du corps redresse les courbures.

17. Le sujet est placé dans le décubitus abdominal sur les genoux du chirurgien, qui est assis. Les manipu-

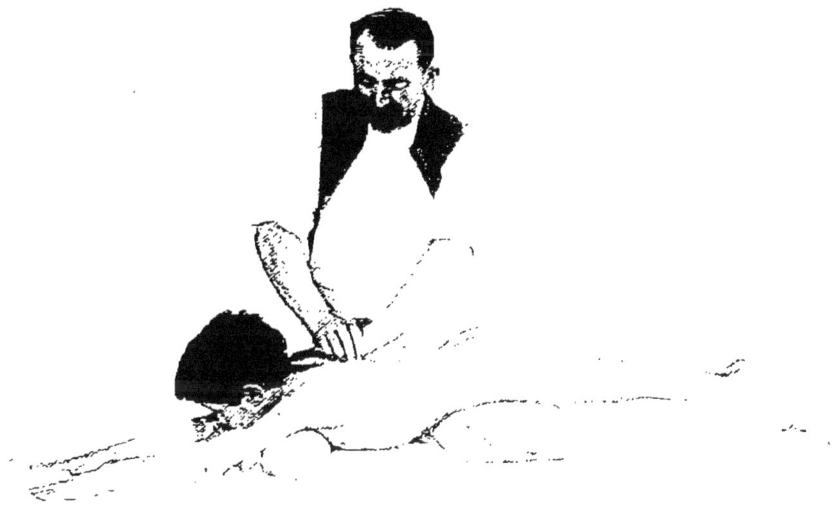

Fig. 66.

lations sont exercées au niveau de la gibbosité et du sommet de la convexité de la courbure.

18. Le chirurgien, dans la position de l'exercice précédent, une main placée au-dessous de l'aisselle du sujet du côté de la concavité, l'autre main au niveau du bassin, exerce des pressions avec son genou, au niveau de la gibbosité.

Les manipulations dans les positions indiquées dans les exercices 17 et 18 ne peuvent être exécutées commodément que chez de jeunes sujets de faible poids.

Elles nous ont donné d'excellents résultats dans le traitement des scolioses rachitiques des jeunes sujets.

Dans le cas particulier de scoliose cervicale ou dorso-cervicale, ou cervicale supérieure, les manipulations sont pratiquées dans la position verticale ou assise du sujet, d'après les principes adoptés pour les autres variétés de déviations.

Dans les *cyphoses*, nous recommandons les manipulations dans la position représentée dans la fig. 66, le sujet étant dans le décubitus ventral, un coussin placé au niveau

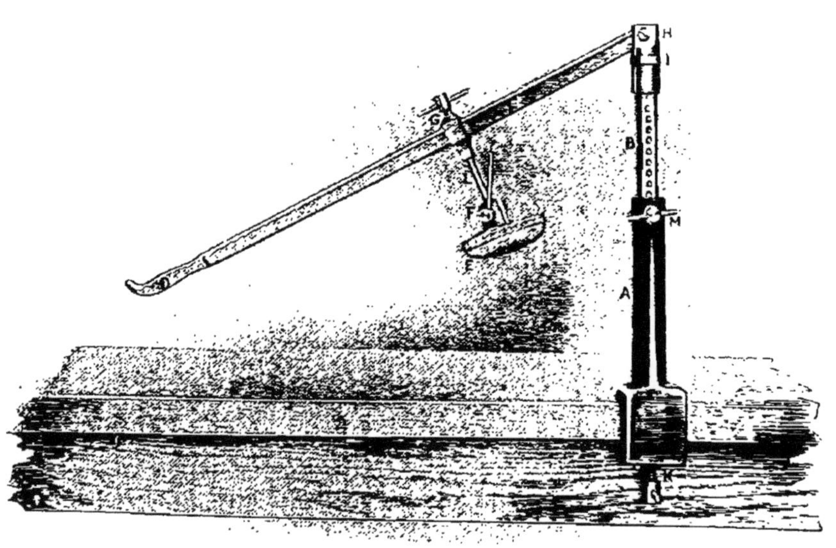

Fig. 67. — Levier de P. Redard, modifié par O. Feiss.

des clavicules, un autre coussin au niveau du bassin. Les pressions exercées dans cette position au niveau du som-

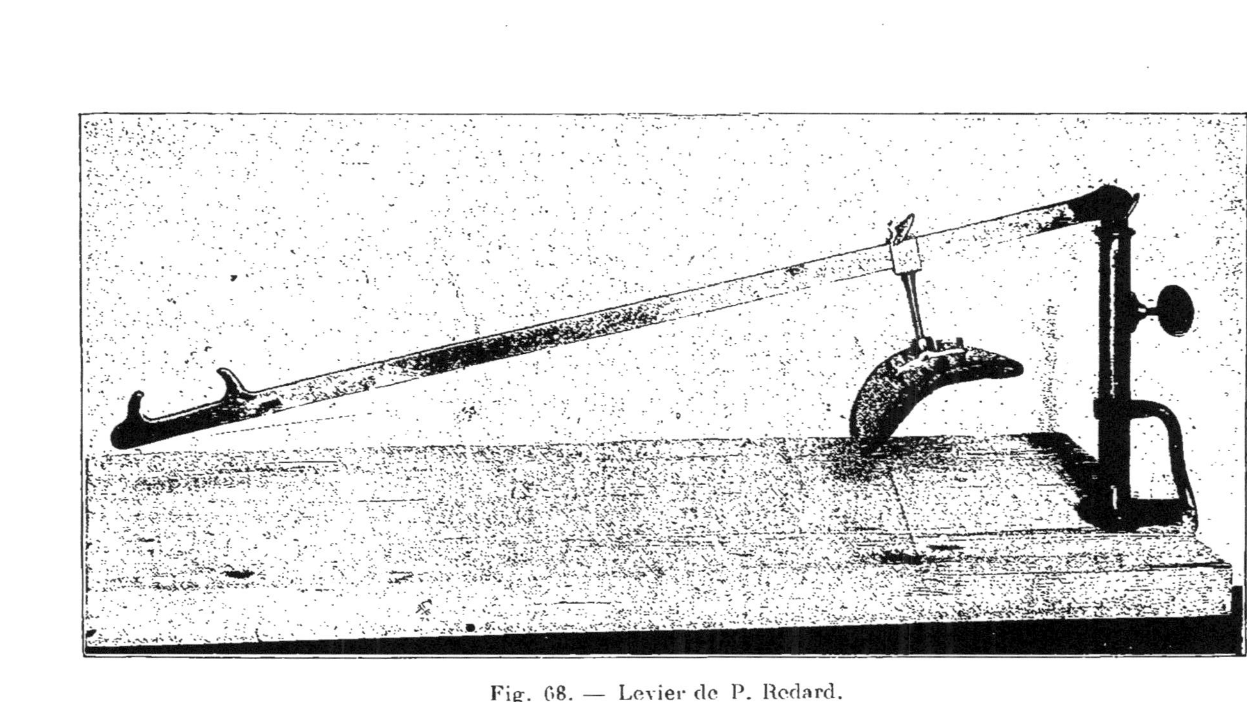

Fig. 68. — Levier de P. Redard.

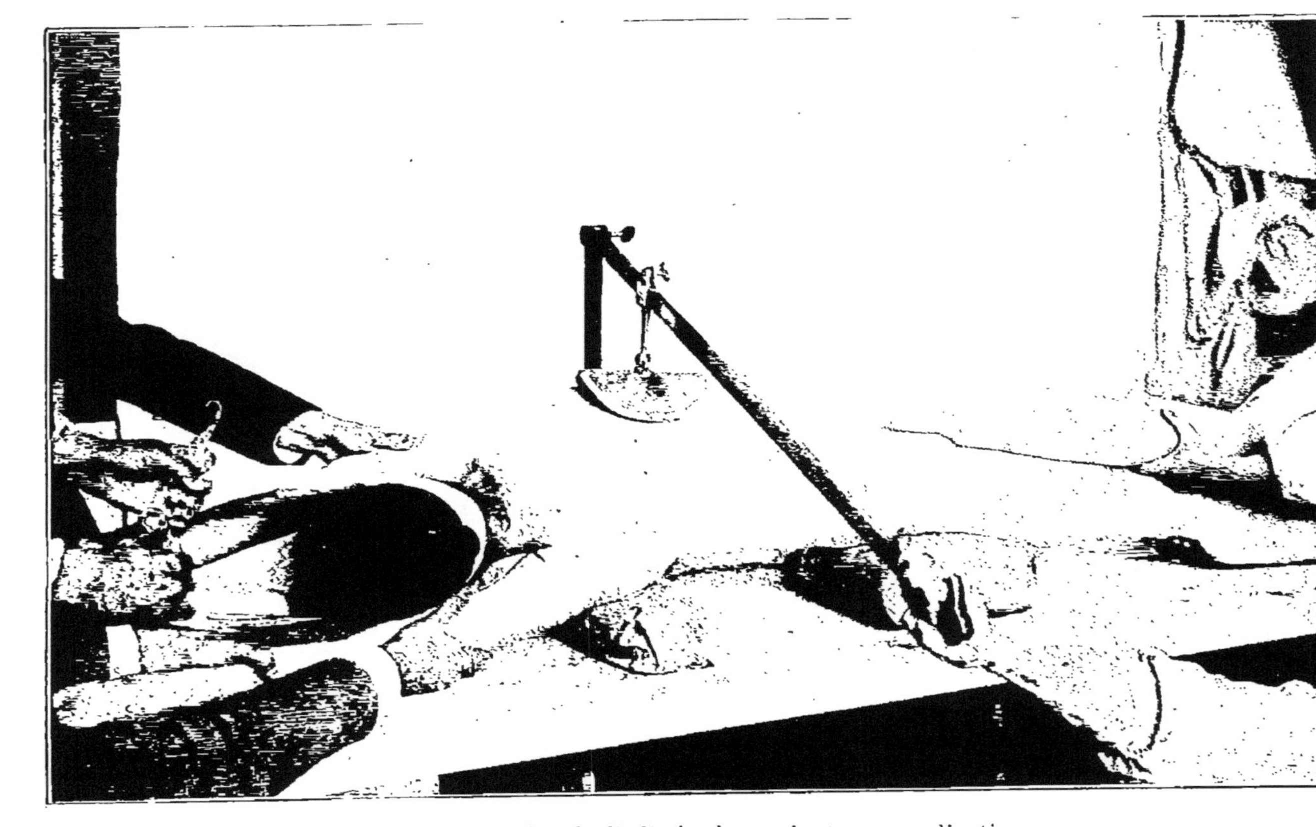

Fig. 69. — Levier de P. Redard, pendant son application.

met de la convexité tendent à ouvrir l'arc formé par la cyphose.

La position de la fig. 83, p. 133, le dos pressant au niveau d'un rouleau, est aussi recommandable dans le traitement des cyphoses dorsales.

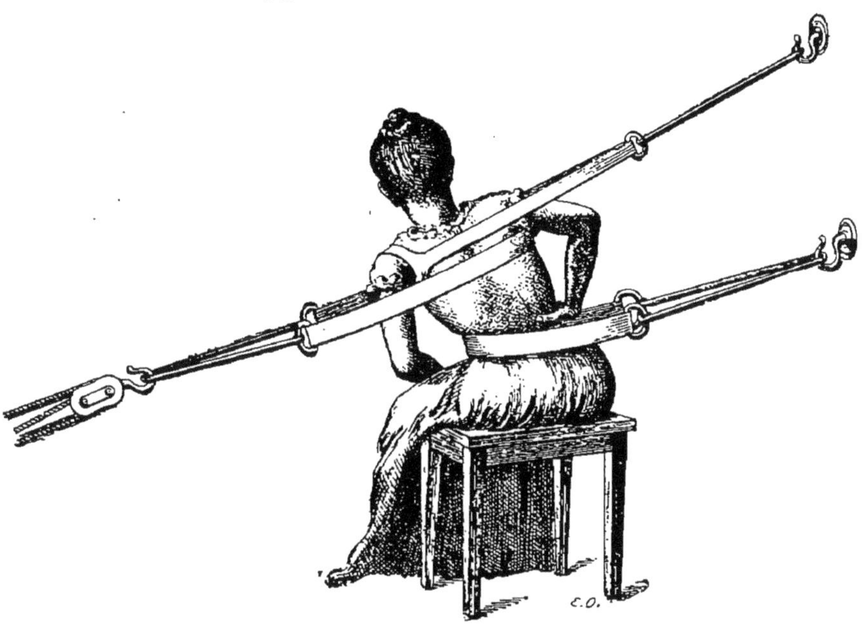

Fig. 70. — Appareil de rachylisis de Barwell.

MOBILISATIONS ET REDRESSEMENTS AVEC APPAREILS

Nous avons déjà décrit quelques manipulations ou quelques redressements s'exécutant avec l'aide d'appareils très simples, avec le *rouleau de l'appareil de Wolm*, le *tabouret*, l'*espalier*, l'*échelle*.

Nous pratiquons souvent les manipulations de redressement, le sujet étant en suspension verticale obtenue par l'*appareil de L.-A. Sayre* ou de *Wagner* : les courbures rachidiennes étant redressées.

Les manipulations avec notre *levier* (fig. 67, 68 et 69) ont une action rapide et efficace.

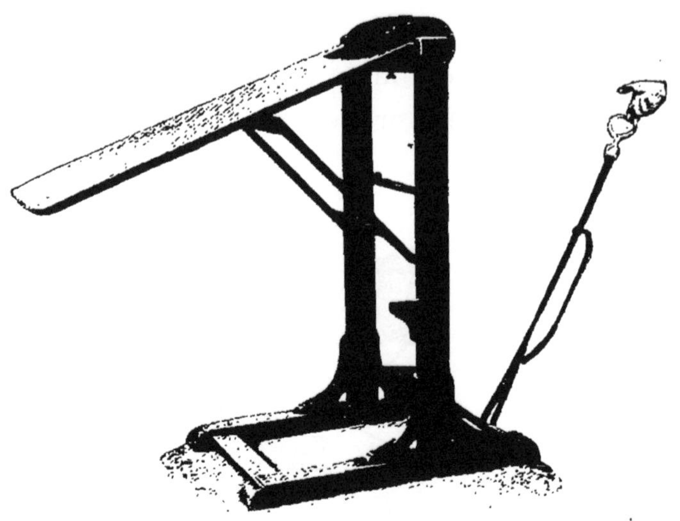

Fig. 71. — Appareil pour suspension latérale de P. Redard.

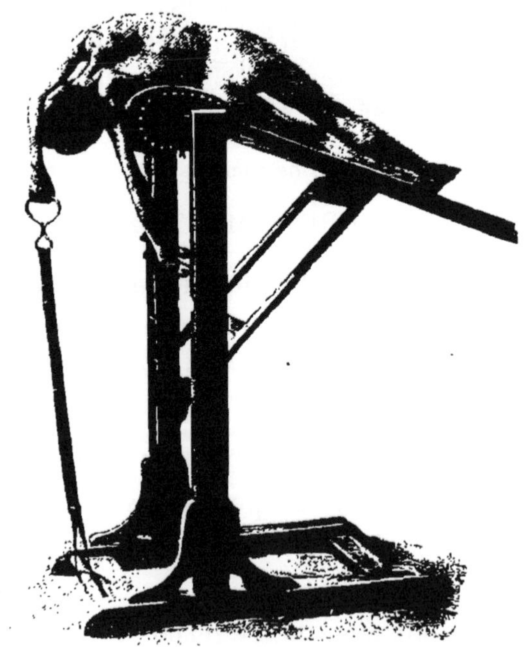

Fig. 72. — Le même, pendant son application.

Elles permettent de combiner le redressement et l'auto-modelage du thorax avec la gymnastique respiratoire.

Les pressions correctives avec la plaque doivent coïncider avec le mouvement d'expiration du sujet.

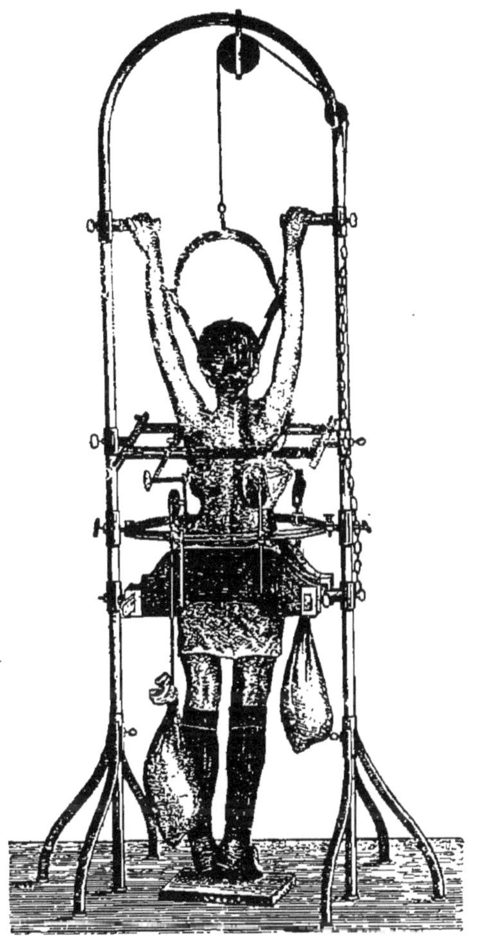

Fig. 73. — Appareil de M. Schede.

On peut encore exercer des pressions de redressement avec les *ceintures de rachylisis* (fig. 70), avec notre *appareil de suspension latérale* (fig. 71 et 72), avec la *chaise de Zander*.

Un grand nombre d'appareils assez compliqués, en général avec cadre, plaques ou courroies de pression, à détorsion, ont été imaginés. Nous ne ferons que signaler les appareils de Zander, de Beely, de Hoffa, de M. Schede (fig. 73), de P. Dolega, de Wullstein, de Schulthess, de Chipault, et notre appareil. Les appareils de Nycander, de Zander, de C.-F. Stilmann, de Gifford, de Lorenz, notre appareil seront souvent recommandés pour la mobilisation et le redressement des cyphoses.

Action, valeur, indications des exercices spéciaux de gymnastique.

Si l'on examine avec attention l'action des exercices spéciaux sur les diverses formes de scolioses, on reconnaît que les indications des cas particuliers sont très rarement remplies.

Il est toujours difficile, en effet, d'agir sur des groupes musculaires isolés, d'exercer individuellement tel ou tel muscle, de fortifier, par des exercices unilatéraux, une moitié seulement du tronc, car tout mouvement d'un côté produit la contraction synergique, plus ou moins active, des muscles du côté opposé.

La mobilité du rachis ne permet pas d'agir avec précision sur les points déviés.

La localisation au sommet des courbures, en des points précis du rachis et du thorax, ne peut que très rarement être obtenue.

La tension longitudinale des muscles rachidiens, provoquée par certains exercices, n'agit pas avec précision sur les points de déflexion.

On ne peut, en outre, agir à la fois sur plusieurs courbures et on remarquera que nous ne possédons que de très rares exercices qui puissent redresser deux courbures à la fois.

L'action sur la torsion est presque nulle. Les mouvements de torsion du tronc diffèrent, en effet, totalement de la torsion du rachis scoliotique.

Les exercices spéciaux ont la même impuissance que les exercices généraux sur l'élément déformation.

Reconnaissons cependant que les exercices spéciaux, judicieusement choisis, peuvent rendre quelques services dans les scolioses légères au début. Par les positions, par les attitudes prolongées correctives, en position inverse, par des pressions en des points déterminés, par la contraction des muscles de la convexité des courbures, on peut obtenir un certain redressement des courbures et des flexions, la correction des attitudes vicieuses, et peut-être l'arrêt des déformations. Combinés avec les manipulations de redressement, et avec d'autres méthodes thérapeutiques, les exercices spéciaux sont souvent indiqués.

Les *exercices spéciaux aux appareils*, pendant l'extension ou la suspension du sujet, avec des poids surchargeant un des côtés du corps, sont dangereux, peu recommandables.

Ils sont inefficaces. Par la surcharge qu'ils imposent au rachis, ils peuvent aggraver les difformités.

La *mécanothérapie*, principalement avec les appareils de Zander, de Herz, de W. Schulthess, présente d'assez sérieux avantages. Elle permet dans des positions de correction des déformations et des attitudes vicieuses, et en diminuant notablement la surcharge vertébrale, d'exécuter des mouvements exactement dirigés dans le sens voulu, de localiser les points de flexion, d'agir sur des groupes musculaires déterminés, de produire des flexions asymétriques avec une faible charge, de mobiliser le rachis ankylosé, d'agir sur deux courbes de sens opposé, de renforcer la musculature du tronc.

Le traitement mécanique doit presque toujours être combiné avec d'autres méthodes.

Il a le grave inconvénient d'exiger des machines encombrantes, d'un prix très élevé et que l'on ne trouve que dans quelques Instituts d'orthopédie.

Les *manipulations*, les *redressements passifs avec les appareils* sont indispensables, lorsqu'il s'agit de cyphoses ou de scolioses rigides, qui ne peuvent, sans ce traitement préparatoire de mobilisation et d'assouplissement, bénéficier des exercices de gymnastique. Qu'il s'agisse d'exercices gymnastiques généraux ou spéciaux, avec ou sans appareils, on doit toujours se conformer aux mêmes règles.

La gymnastique ne convient pas dans tous les cas de déviations vertébrales. Ses indications sont variables suivant la pathogénie. Elle peut être souvent nuisible, aggraver les déviations.

Indiquée dans les formes statiques, dans les simples flexions avec attitudes vicieuses, dans la débilité des muscles du tronc, dans les scolioses par surcharge, elle améliore peu et aggrave souvent les scolioses congénitales avec anomalies vertébrales, les scolioses avec altérations et déformations osseuses, souvent compliquées d'insuffisance vertébrale, les scolioses rachitiques et ostéomalaciques.

Nous proscrivons toujours la gymnastique dans les cas de déviations avec douleurs localisées ou irradiées, avec contractures musculaires, tendance à l'aggravation (insuffisance vertébrale).

Dans les cas où elle est indiquée, la kinésithérapie ne donnera de bons résultats que si elle est judicieusement exécutée.

Mal dirigée, confiée à des empiriques, la gymnastique aggrave les scolioses des sujets nerveux, affaiblis, caractérisées par des lésions osseuses, de l'insuffisance vertébrale.

Tous les exercices « de plancher », sans agrès, généraux ou spéciaux, qui mobilisent et fixent le rachis dans une position déterminée, ainsi que le recommandent les maîtres Suédois, lorsqu'ils sont exécutés sans mesure, longuement, avec exagération, raccourcissent, ensellent, affaissent la colonne, tassent les disques intervertébraux, diminuent la taille (E. Bocquillon, L. Dufestel et Dumontier).

Cet affaissement est la conséquence de la contraction trop souvent répétée des puissants muscles extenseurs du rachis, superficiels et profonds.

Les exercices compliqués, principalement les exercices de flexion, dans la station debout, quelques exercices avec agrès ou appareils, exécutés avec exagération, aggravent les déviations et les gibbosités.

Nous avons noté depuis longtemps que les exercices de suspension verticale, trop souvent et trop longuement répétés, relâchent les ligaments vertébraux, flexibilisent la colonne (*scolioses flexibles*), aggravent ainsi les déviations ; les muscles surmenés n'ayant plus aucune puissance de soutien.

On prescrira toujours des séances courtes d'exercices en petit nombre, peu compliqués, exactement surveillés, avec des périodes de repos, des interruptions à la moindre fatigue ou douleur qui décèle l'insuffisance vertébrale.

Le programme des exercices sera adapté à chaque cas variant suivant l'âge, la force des sujets, la forme de la déviation. Pendant la durée des exercices, on corrigera avec patience les erreurs de technique, les attitudes vicieuses. Combien peu d'enfants, combien peu même de sujets âgés et raisonnables, exécutent correctement leurs exercices !

La surveillance du médecin dans les cas de déviations importantes est indispensable. Les séances de gymnastique à la maison ne suffisent pas et donnent, en général, de mauvais résultats.

En résumé, le traitement gymnastique, dans les conditions, dans les limites que nous avons indiquées, avec la technique que nous avons recommandée, sera assez souvent utile. Il doit presque toujours être combiné avec d'autres méthodes thérapeutiques.

CHAPITRE III

DIFFORMITÉS DU THORAX. GYMNASTIQUE RESPIRATOIRE.

Tout mouvement gymnastique correct doit tendre à développer l'aptitude fonctionnelle des poumons, à augmenter la capacité thoracique, à dilater la poitrine, à fortifier sa musculature. On peut donc dire, avec juste raison, que tous les exercices de gymnastique sont respiratoires.

La plupart des exercices de notre gymnastique orthopédique doivent s'accomplir avec une respiration normale, dans les conditions naturelles de la respiration, quelquefois amplifiée.

Dès 1859, E. Dally faisait, disait-il, de la respiration « l'élément essentiel, le pivot de tout exercice gymnastique ».

On connaît l'importance que l'École Suédoise attache aux exercices respiratoires pour l'éducation et la rééducation de la fonction respiratoire.

Nous ne signalerons pas ici les nombreuses indications médicales de la gymnastique respiratoire, son action sur le poumon, sur le cœur, sur la nutrition. Nous limitant à l'étude de la gymnastique respiratoire dans ses rapports avec l'orthopédie, nous étudierons les résultats donnés, par l'emploi de ce moyen thérapeutique, dans le traitement des diverses formes de *déformations thoraciques et vertébrales.*

Dans ces cas, les mouvements de gymnastique respiratoire, générale ou partielle, sont utilisés dans le but d'augmenter, de rétablir, de maintenir le fonctionnement des parties saines et des parties rétractées des poumons, de fortifier les muscles de la poitrine, principalement les muscles inspirateurs, et aussi d'agrandir les divers diamètres du thorax, de modifier enfin sa forme.

TECHNIQUE

Les sujets doivent d'abord *apprendre à respirer physiologiquement.* S'ils respirent mal, s'il y a insuffisance respiratoire, il faut leur indiquer les moyens de rééducation, de récupération, qui leur permettront le retour aux conditions normales.

Rappelons que la gymnastique respiratoire doit surtout *être active, volontaire*, dilater le thorax dans tous ses diamètres, faire contracter le diaphragme, les muscles inspirateurs et expirateurs.

Le rythme sera exactement surveillé, exécuté à la cadence type de 16 à 18. par minute.

Nous conseillons la répartition suivante des huit mesures :

1er temps, inspiration, 5 mesures;

2e temps, expiration, 1 mesure;

3e temps, repos, 2 mesures.

Il faut apprendre d'abord à inspirer *par le nez* et à fond, puis, après quelques secondes, à expirer à fond *par le nez.* On exécute ainsi une dizaine d'inspirations et d'expirations nasales.

Par l'auscultation et la mensuration, on examine si la respiration est suffisante, si l'air pénètre suffisamment, également et régulièrement dans les deux poumons. Par l'inspection, par la mesure de la capacité vitale, on examine si la respiration est complète, c'est-à-dire si le thorax se dilate suivant tous les diamètres ou partiellement ; le diaphragme, par exemple, étant insuffisant par suite de parésie ou incoordonné.

PRINCIPAUX EXERCICES DE GYMNASTIQUE RESPIRATOIRE.

§ 1. — Gymnastique respiratoire générale.

MOUVEMENTS ACTIFS

Exercice I (fig. 74). — *Mouvement de respiration diaphragmatique.* Sujet dans le décubitus dorsal, reposant sur une table.

Bras tombant verticalement, naturellement, ou mains à la nuque.

Montrer comment se fait la respiration nasale. Indiquer que les parois abdominales se soulèvent en même temps que le thorax à chaque inspiration, se creusent à chaque expiration, que l'abdomen doit se soulever pendant l'inspiration, s'abaisser pendant l'expiration.

Exécuter un certain nombre de mouvements d'inspiration et d'expiration nasales.

Régler, avec la main, le rythme respiratoire, rapide au début, puis plus lent. Lever la main *pendant l'inspiration* (fig. 74), l'abaisser *pendant l'expiration* (fig. 75).

Si le sujet ne peut facilement respirer par le nez, s'il a

de l'insuffisance diaphragmatique, pendant l'exercice, l'aide place sa main gauche sur l'abdomen, en même temps qu'il indique, avec sa main droite, le rythme. Le

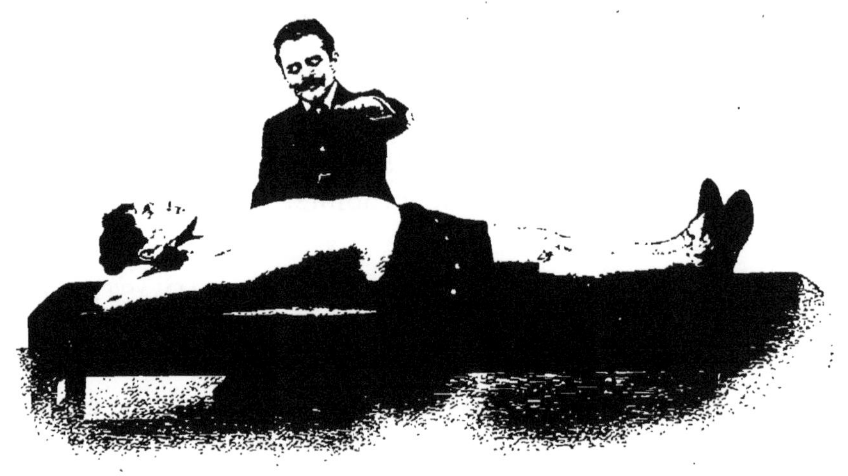

Fig. 74.

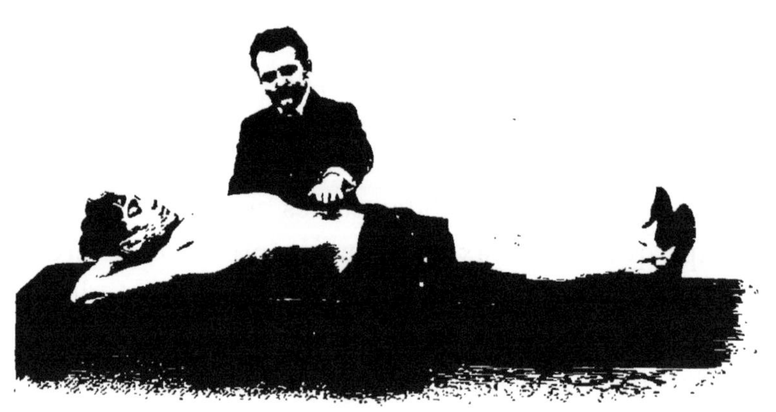

Fig. 75.

sujet doit lutter contre la résistance de la main et soulever la main de l'aide en contractant son diaphragme, pendant la respiration.

L'exercice de respiration diaphragmatique augmente seulement le diamètre vertical de la poitrine.

Exercice II. — *Mouvement de respiration costale supérieure.*

Même position que dans l'exercice précédent

Montrer comment doit se faire la respiration thoracique supérieure, en soulevant la partie supérieure du thorax qui s'élève *pendant l'inspiration*, s'abaisse pendant *l'expiration*.

Pour compléter l'expiration, l'aide peut presser sur les régions latérales et inférieures des côtes.

Ces exercices peuvent être exécutés dans diverses attitudes : bras en croix, mains à la nuque, bras horizontaux en avant, décubitus latéral droit, gauche, station assise, station debout.

Les *exercices respiratoires simples*, s'exécutant dans les conditions naturelles de la respiration, seront le plus souvent préférés aux exercices combinés avec des mouvements des bras et du tronc. Les résultats pneumographiques et spirométriques prouvent leur supériorité (C. Lecat).

Les *exercices respiratoires avec mouvements des bras et du tronc* ont l'avantage, précieux chez le jeune enfant, dont la volonté est peu développée, de régulariser le rythme respiratoire. Ils devront être aussi peu compliqués que possible.

Exercices dans la station debout

PRINCIPAUX EXERCICES

Nous avons déjà décrit la plupart de ces exercices : Mouvements d'élévation des bras dans diverses directions avec extension de la colonne vertébrale, mouvements de rotation ou de circumduction, flexion du corps en avant, mouvements de fente, exercices au banc, dans notre technique des exercices généraux pour le traitement des déviations du rachis.

Nous recommandons souvent les exercices suivants :

Exercice III. — Sujet debout, les talons joints, les pointes des pieds écartées en dehors, les bras retombant naturellement, ou les mains appuyant fortement sur les hanches.

Pendant l'inspiration, bomber fortement la poitrine, principalement dans les régions costales supérieures, élever les épaules et les porter légèrement en arrière.

Pendant l'expiration, laisser retomber lentement les épaules et reprendre la position primitive.

Le même exercice peut être exécuté avec les mains à la nuque.

Exercice IV. — Sujet debout, les bras pendants.

Pendant l'inspiration, élever lentement les membres supérieurs au-dessus de la tête.

Pendant l'expiration, les ramener lentement à la position primitive.

Exercice V. — *Mouvement de respiration en deux temps.* Sujet les bras horizontaux, les avant-bras pliés, les mains allongées devant les épaules, les deux mains un peu écartées l'une de l'autre.

Pendant l'inspiration, ouvrir lentement les avant-bras. Lorsque les bras et les avant-bras sont horizontaux, les porter en arrière.

Pendant l'expiration, revenir à la position initiale, bras d'abord, avant-bras ensuite.

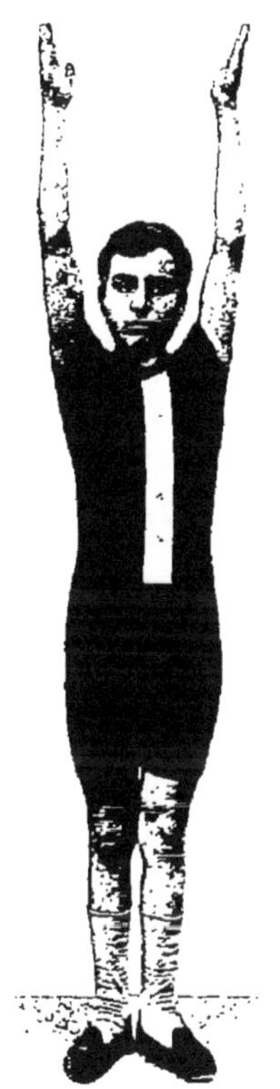

Fig. 76.

Exercice VI. (Fig. 76, 77, 78.) — *Mouvement de respiration en quatre temps.*

1er temps. — Sujet debout, les bras le long du corps, dans la position « fixe ».

Élever les bras en avant et en haut, bien tendus, la face palmaire des mains tournée en dedans, jusqu'à la verticale. — Conserver au bras l'écartement de la largeur des épaules (fig. 76).

2e temps. — Abaisser les bras latéralement jusqu'à la hauteur des épaules, en conservant les mains en supination (fig. 77).

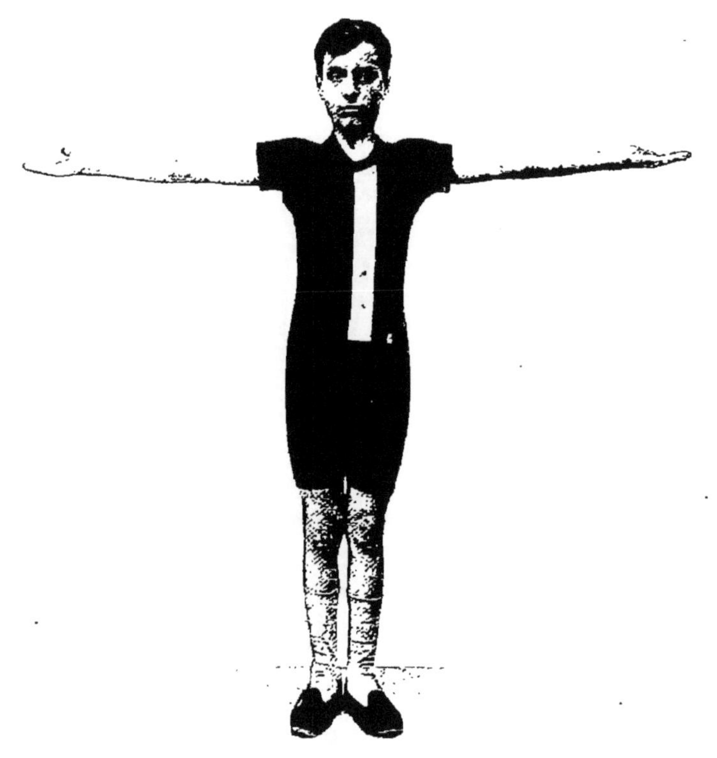

Fig. 77.

3e temps. — Faire passer les mains de la supination à la pronation (fig. 78).

4ᵉ temps. — Ramener les bras à la position de départ « fixe ».

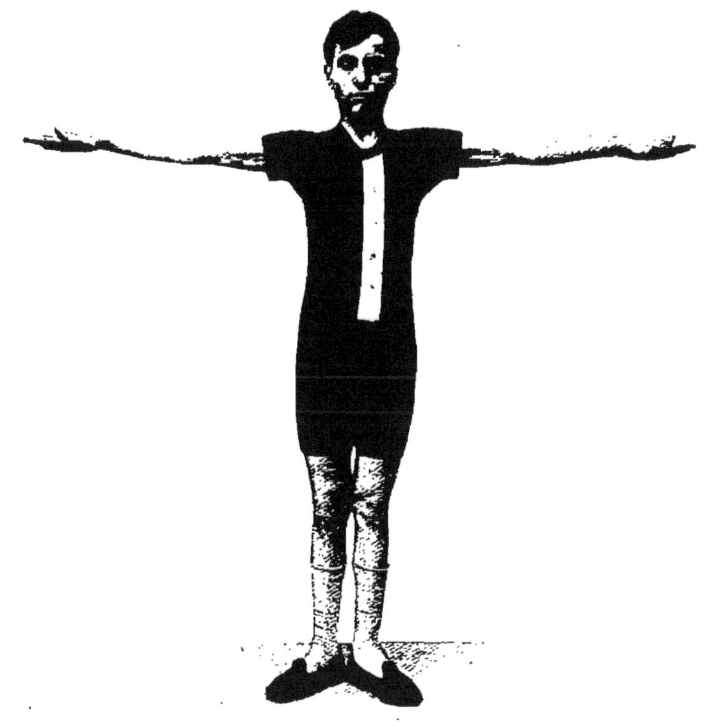

Fig. 78.

Temps égaux exécutés lentement. — Inspirer pendant l'élévation des bras. Expirer au 4ᵉ temps, pendant l'abaissement des bras.

Le sujet doit opposer une certaine résistance aux mouvements qu'il imprime à ses membres supérieurs.

EXERCICE VII. — *Mouvements de circumduction des bras.*

Pendant l'inspiration, élever la main et décrire un arc de cercle en la portant en arrière et en haut.

Pendant l'expiration, abaisser la main.

Exercice VIII (d'après Knopf). — Partir de la position militaire du garde-à-vous, les talons joints, les bras pendants, le corps en avant, les bras tendus et amener les bras horizontalement au-devant du corps, les deux faces dorsales en contact.

Pendant l'inspiration, les deux mains s'écartent, comme pour diviser l'eau, les bras arrivent en croix, puis s'abaissent pour se rejoindre dans le dos.

Le sujet reste quelque temps dans cette position, la poitrine pleine d'air, puis expire en ramenant les bras au devant du corps, horizontaux, les faces dorsales des mains en contact.

EXERCICES DANS LE DÉCUBITUS VENTRAL OU DORSAL

Nous avons décrit la plupart de ces exercices dans notre étude des exercices au banc dans le traitement des déviations rachidiennes (page 34).

L'exercice de circumduction des bras dans la position couchée est recommandable.

L'exercice de natation à sec est souvent utile.

MOUVEMENTS PASSIFS

Le mouvement avec les membres ou le tronc, principalement avec les membres supérieurs, accessoire de l'exercice respiratoire pur, augmente la dilatation et les diamètres du thorax. Il fortifie les muscles thoraciques et abdominaux. Il amène la « soif d'air », stimulant de la respiration. Quelques exercices sont employés comme mouvements à résistance.

EXERCICES DANS LE DÉCUBITUS DORSAL

EXERCICE IX. — Sujet dans le décubitus dorsal.

Pendant l'inspiration, le chirurgien attire les épaules en haut.

Pendant l'expiration, il les abaisse fortement, amplifiant notablement le mouvement des côtes supérieures.

Cet exercice allonge le diamètre vertical du thorax.

EXERCICE X. (Fig. 79.) — Sujet dans le décubitus dorsal.

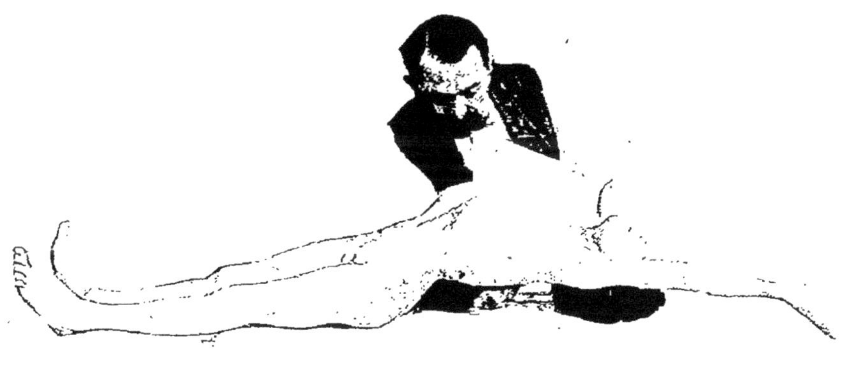

Fig. 79.

L'aide soulève le thorax *pendant l'inspiration* et lui fait prendre, ainsi qu'au rachis, une forme arquée, à l'aide de son poing fermé (fig. 79). Il laisse reprendre lentement au tronc sa position primitive, *pendant l'expiration*.

Exercice XI. — Sujet dans le décubitus dorsal, les jambes pendantes.

L'aide étend les bras, *pendant l'inspiration.*

Il les fléchit, *pendant l'expiration.*

Exercice XII. — *Pendant l'expiration,* appuyer avec les deux mains, sur les parties latérales et inférieures du thorax.

Exercice XIII. — Le sujet assis sur un banc, les extrémités inférieures maintenues par une courroie.

Le coucher, *pendant l'inspiration.*

Le relever, *pendant l'expiration.*

Exercice XIV. — Coucher le sujet sur le banc. Fléchir ses membres inférieurs *pendant l'inspiration,* les étendre *pendant l'expiration.*

EXERCICES DANS LE DÉCUBITUS VENTRAL

Exercice XV. — *Inspiration profonde.*

Pendant l'expiration, appuyer fortement avec les deux mains au niveau du dos et des lombes.

Dans cette attitude, les mouvements respiratoires, principalement l'inspiration, sont profonds.

EXERCICES DANS L'ATTITUDE ASSISE

Exercice XVI. — Le sujet étant assis, appuyant dans quelques cas légèrement le tronc sur la poitrine du médecin, les bras horizontalement tendus en avant.

Les écarter en les élevant, *pendant l'inspiration.*

Les ramener à la position primitive, *pendant l'expiration*.

EXERCICE XVII. — Sujet assis, les bras pendants le long du corps.

Conduire les bras soit horizontalement, soit en avant du corps, soit en croix, *pendant l'inspiration*.

Les ramener à la position primitive, *pendant l'expiration*.

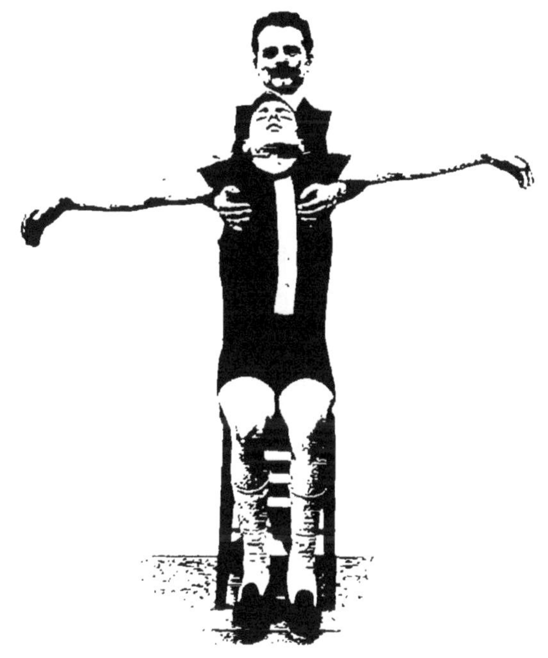

Fig. 80.

EXERCICE XVIII. — Le sujet, assis, fléchit les bras, serre les coudes au corps, les mains à la hauteur des épaules.

Le médecin, placé derrière, élève les bras du patient, *pendant l'inspiration*, et les laisse revenir à la position primitive, *pendant l'expiration*.

Exercer une traction sur les mains du sujet de façon à amener les bras en croix, à la fin de l'expiration.

Ces exercices s'exécutent dans diverses attitudes, dans le décubitus dorsal ou ventral, dans la station verticale.

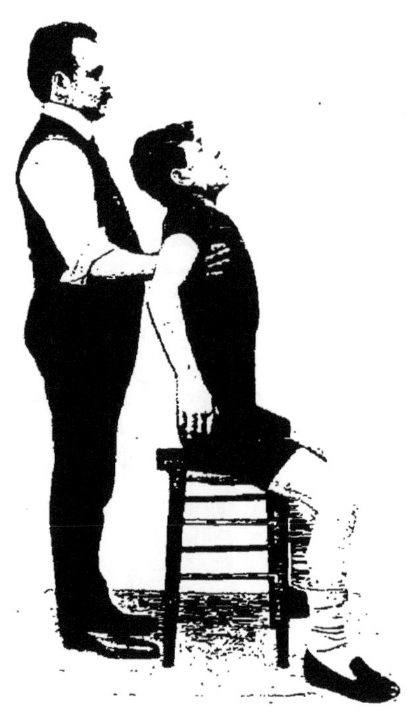

Fig. 81.

Les Traités de gymnastique Suédoise contiennent la description de nombreux mouvements de respiration passive exécutés sous la conduite du gymnaste placé derrière le sujet, en général, assis sur un banc.

Les fig. 80, 81, 82 représentent la position du sujet et de l'aide recommandée dans quelques-uns de ces mouvements.

L'aide doit faire exécuter passivement au sujet les mouvements respiratoires.

Dans un *premier temps*, il élève fortement les épaules

et le thorax du sujet en arrière, *pendant l'inspiration profonde.*

Dans un *deuxième temps*, il laisse retomber les épaules, *pendant l'expiration.*

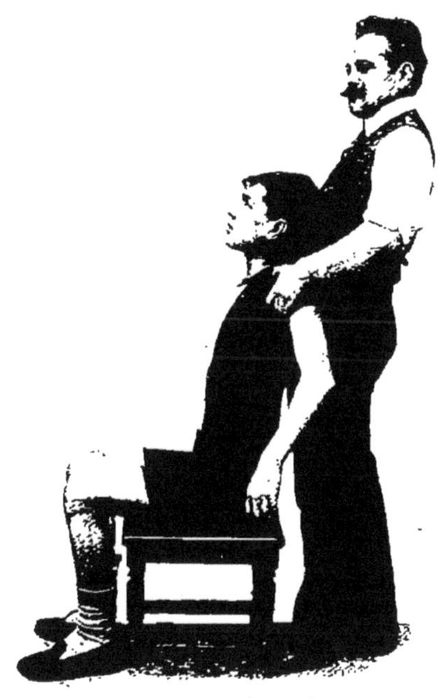

Fig. 82.

Le *mouvement de torsion passive* du tronc, souvent utile, s'exécute avec deux aides qui, placés derrière le sujet assis, impriment au tronc, avec une de leurs mains placée à plat, sur la partie moyenne du dos, l'autre main immobilisant les épaules, des mouvements de demi-rotation, alternativement à droite et à gauche (A. Wide).

Les mouvements de *torsion latérale* du tronc agissent surtout sur les côtes et leurs articulations qu'ils assouplissent lorsqu'elles sont raidies ou ankylosées.

Les *exercices* ou les *manipulations de redressement* des scolioses, décrits p. 95, doivent être toujours combinés avec la gymnastique respiratoire, les mouvements ou les pressions étant exactement exécutés, soit pendant l'inspiration, soit pendant l'expiration, suivant le cas.

Les exercices passifs que nous venons de décrire peuvent s'exécuter avec résistance active de l'opérateur (*mouvements mi-passifs, mi-actifs*).

Les exercices généraux de gymnastique respiratoire se combineront souvent utilement avec les mouvements des muscles abdominaux, de la nuque, de l'épaule, que nous avons décrits dans notre chapitre II.

EXERCICES DE GYMNASTIQUE RESPIRATOIRE GÉNÉRALE AVEC APPAREILS.

Les Gymnastes Suédois recommandent souvent la position en extension dorsale à l'espalier, bras levés, l'extension dorsale avec appui au moyen d'une canne ou d'un fusil, qui facilitent l'exécution des mouvements respiratoires.

Nous avons signalé les divers appareils, principalement ceux avec traction élastique, communément employés dans le traitement des cyphoses, qui ont une action importante sur la respiration, sur la cage thoracique et sur ses muscles.

Les *mouvements actifs avec appui* sur l'espalier, le tabouret, le rouleau, le bâton, sont quelquefois prescrits.

Nous faisons exécuter depuis longtemps les exercices respiratoires dans la position de la fig. 83.

Exercice XIX (Fig. 83.) — Sujet dans le décubitus dorsal. Rouleau ou coussin très dur placé au niveau des épaules.

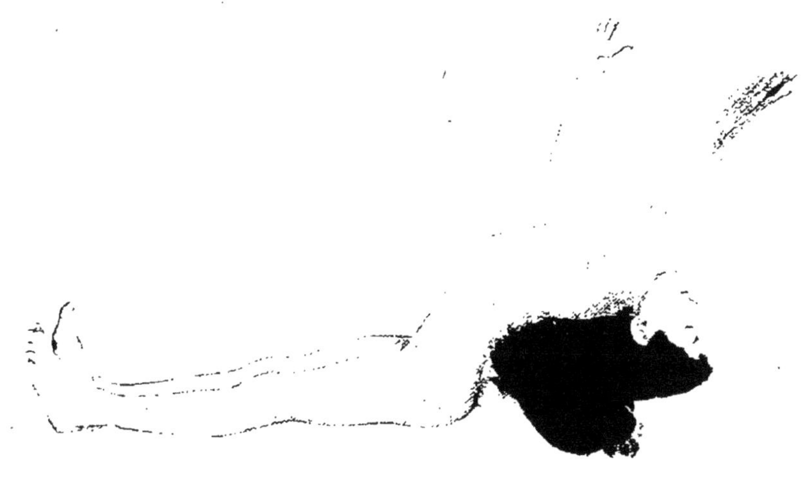

Fig. 83.

Dans cette position, exécuter lentement des mouvements respiratoires.

Élever verticalement les bras, *pendant l'expiration.* Les abaisser et les placer en croix, *pendant l'inspiration.*

La position en *décubitus latéral* que nous avons recommandée pour le *redressement forcé, manuel ou instrumental*, des scolioses (p. 99, 100, 101, fig. 63, 64, 65) est très utile, très efficace.

Elle permet, en effet, d'obtenir, pendant une gymnastique respiratoire rigoureuse, le redressement et la mobilisation des courbures, la correction des déformations thoraciques.

Des *mouvements passifs* peuvent être prescrits avec appui ou pressions dans des régions déterminées par des appareils mécanothérapiques. Dans quelques cas, les mouvements sont mi-actifs, mi-passifs.

Nous recommandons particulièrement les exercices respiratoires exécutés avec le dispositif de W. Schulthess représenté fig. 84.

Les *appareils pour mobilisation du rachis et du thorax d'Amédée Bonnet*, notre *appareil à ramer* (fig. 36, 37, page 51), *l'appareil de Beely* (fig. 38, 39, p. 52), les *appareils mécanothérapiques*, principalement ceux de Zander, ceux de W. Schulthess, l'*auto-modeleur de Mencière à pression pneumatique* (fig. 91, page 142), sont souvent utiles surtout chez les jeunes enfants qui ne peuvent exécuter correctement des mouvements respiratoires volontaires, actifs.

L'appareil de mouvement de rotation pour le rachis et le thorax préconisé pour le traitement des scolioses par Amédée Bonnet, vers 1865, dénommé par Guermonprez [1] : *chaise respiratoire*, mobilise non seulement le rachis et la poitrine, détord la colonne, « imite l'effet des mains, en faisant subir à la poitrine un mouvement de torsion inverse du sens dans lequel cette cage osseuse est fixée », agissant suivant les principes de redressement des scolioses que nous avons indiqués (p. 96), faisant saillir le côté concave du thorax, aplatissant le côté convexe, mais améliore encore la fonction respira-

1. Guermonprez. — La chaise respiratoire d'Amédée Bonnet ; les motifs de la restaurer (*Annales de médecine physique d'Anvers*, 1904). — Études sur la chaise respiratoire d'Amédée Bonnet. Paris, 1909

toire et sert à exécuter une véritable gymnastique respiratoire.

Cet appareil (fig. 85)[1] se compose d'une chaise, sur laquelle s'élève une tige fourchue terminée par des courroies matelassées, avec lesquelles on fixe les épaules. En avant de la chaise, une colonne verticale supporte un levier horizontal mobile. De ce levier part une sorte de main, qui va embrasser l'épaule saillante ; et, dès

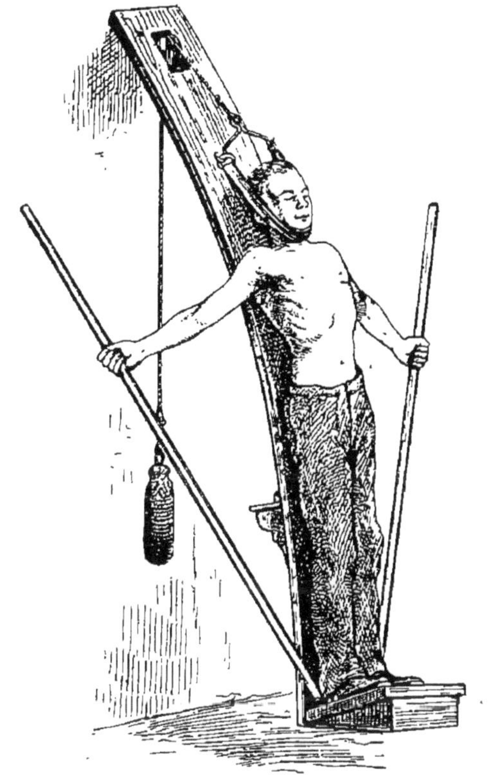

Fig. 84.

qu'on lui imprime des mouvements de va-et-vient, ceux-ci se transmettent à l'épaule et font tourner la poitrine

1. Les clichés des fig. 85, 86, 87, 88, 89 nous ont été obligeamment prêtés par notre collègue Guermonprez. Nous lui adressons tous nos remerciements.

sur son axe. Les épaules sont non seulement fixées, mais des courroies assujettissent également le bassin, afin que l'effort de la plaque dorsale ne déplace pas le torse, mais agisse sur la poitrine elle-même.

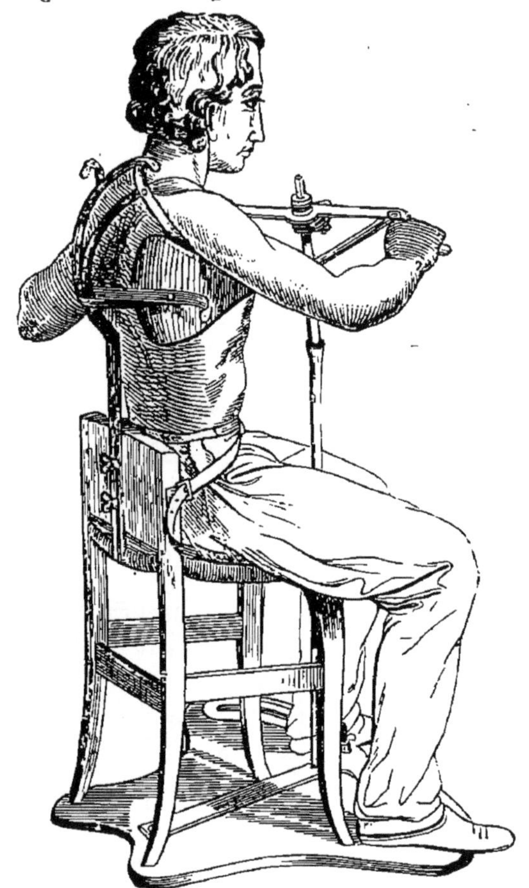

Fig. 85. — Appareil de mouvement et de rotation pour le rachis et le thorax d'Amédée Bonnet.

Quelques accessoires peuvent être ajoutés aux parties fondamentales. Ils ont pour but d'élever ou de faire descendre, suivant la taille, la fourche scapulaire et le levier horizontal, dont les mouvements de va-et-vient se communiquent à la poitrine. Une vis de pression agissant sur un quart de cercle, permet de fixer ce levier sous un angle quelconque de manière à réunir à volonté les pressions continues aux pressions par secousses. Les fig. 85, 88 font comprendre le mode de fonctionnement de l'appareil. Les mouvements sont communiqués par le malade lui-même, ou plutôt par des aides collaborant

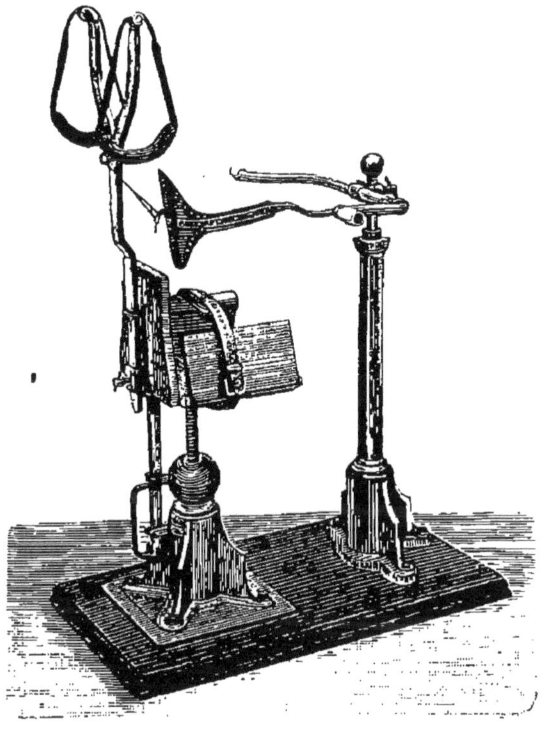

Fig. 86. — Une reconstitution de la chaise respiratoire, faite à Lille en 1908 (Fr. Guermonprez).

(Guermonprez) avec le malade qui doit jouer le rôle le plus actif en aspirant volontairement et même avec effort.

Après une large inspiration par le nez, on conduit la

plaque de pression qui agit énergiquement au niveau de la convexité.

Les figures 86, 87, représentent la chaise respiratoire d'Amédée Bonnet reconstituée par Fr. Guermonprez.

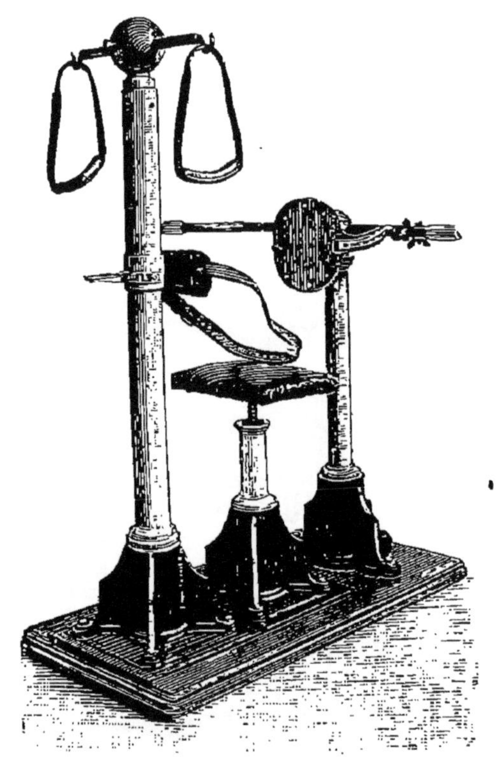

Fig. 87. — Une autre reconstitution de la chaise respiratoire, faite à Lille en 1909 (Fr. Guermonprez.)

La reconstitution de 1909 (fig. 87) permet de mieux fixer le dossier de l'appareil. La suspension verticale, ajoutée à son appareil par Guermonprez, permet d'obtenir un utile allongement du rachis, une correction importante des déviations vertébrales, pendant l'exécution des mouvements de détorsion, de redressement du rachis et de la poitrine et des exercices de gymnastique respiratoire (fig. 88, 89).

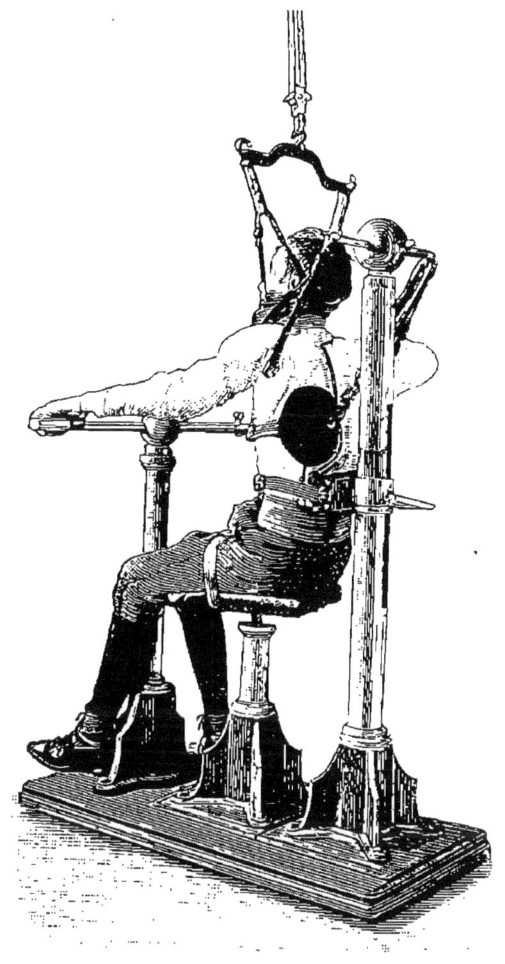

Fig. 88. — Comment on peut harmoniser le fonctionnement de la chaise respiratoire avec l'extension verticale.

Les fig. 90, 91 font comprendre le mode d'action de *l'appareil auto-modeleur à pression pneumatique de Mencière.*

Cet appareil est destiné à obtenir l'auto-redressement

du rachis et l'auto-modelage du thorax, à l'aide de la gymnastique respiratoire.

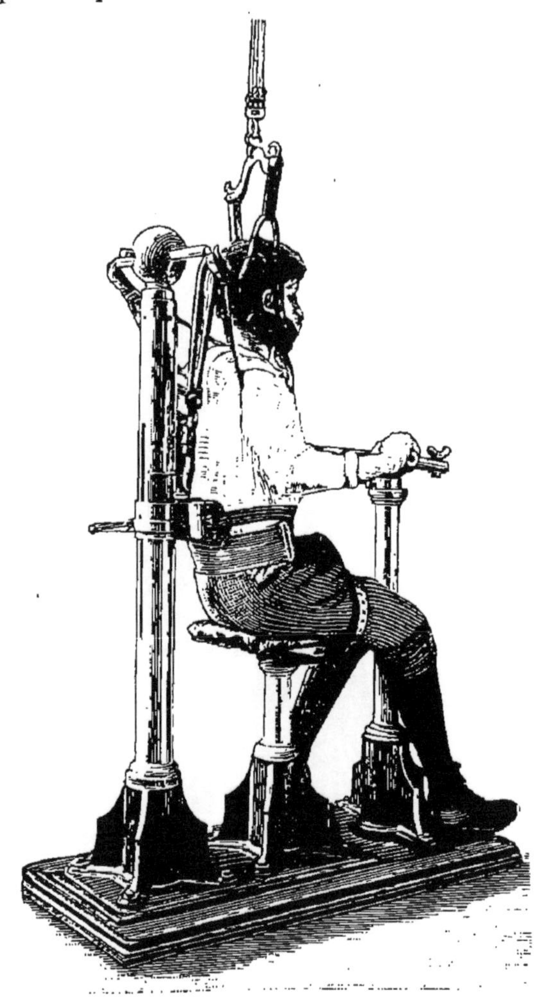

Fig. 89. — Comment on peut adapter la chaise respiratoire aux particularités de la scoliose en sens inverse.

Il est construit sur un positif en plâtre. Une pelote à pression pneumatique est placée à l'intérieur, en arrière, au niveau du sommet de l'axe transversal du thorax scoliotique (fig. 90).

Au niveau de la concavité postérieure et de la dépression costale antérieure sont ménagés des « creux » destinés à être remplis par le thorax qui se dilate et tend à reprendre sa forme normale.

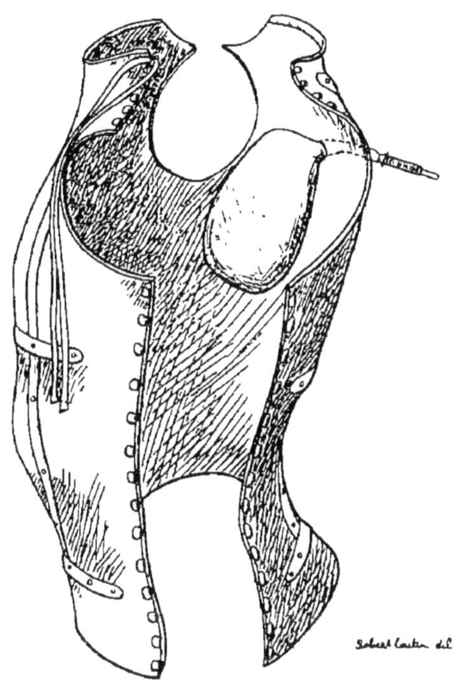

Fig. 90. — Forme intérieure et pelote de l'auto-modeleur à pression pneumatique de Mencière.

La fig. 91 représente l'appareil modeleur vu de côté et la pelote pneumatique dans laquelle arrive l'air comprimé.

L'auto-modelage est pratiqué avec divers appareils : appareils pour favoriser les mouvements d'inspiration et les porter à leur maximum par l'élévation passive des membres supérieurs ; appareil destiné au redressement des courbures du rachis et à la correction de l'inclinaison du bassin ; appareil destiné à la détorsion du rachis (fig. 92).

La gymnastique respiratoire associée à la pression pneumatique nous paraît recommandable.

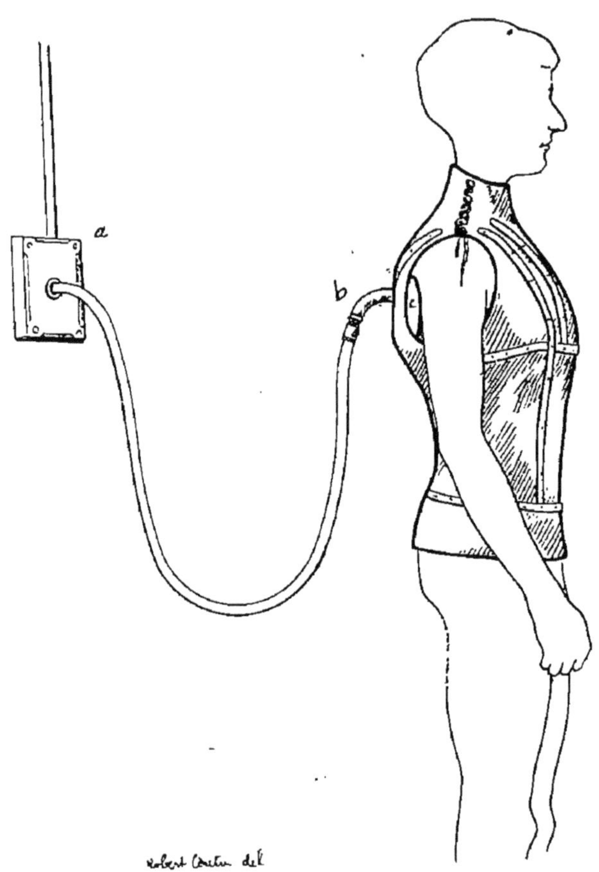

Fig. 91. — Appareil modeleur de Mencière, vu de côté.

Nous employons journellement l'excellente *chaise respiratoire de Rosbach* (*d'Iéna*) (fig. 93, 94). Un système de plaques et de courroies, en tissu assez résistant, est actionné par les bras mobiles du fauteuil et vient presser, pendant l'expiration, sur le thorax du sujet.

On peut encore faire des exercices respiratoires avec divers modèles de *spiromètres*. Nous nous servons surtout,

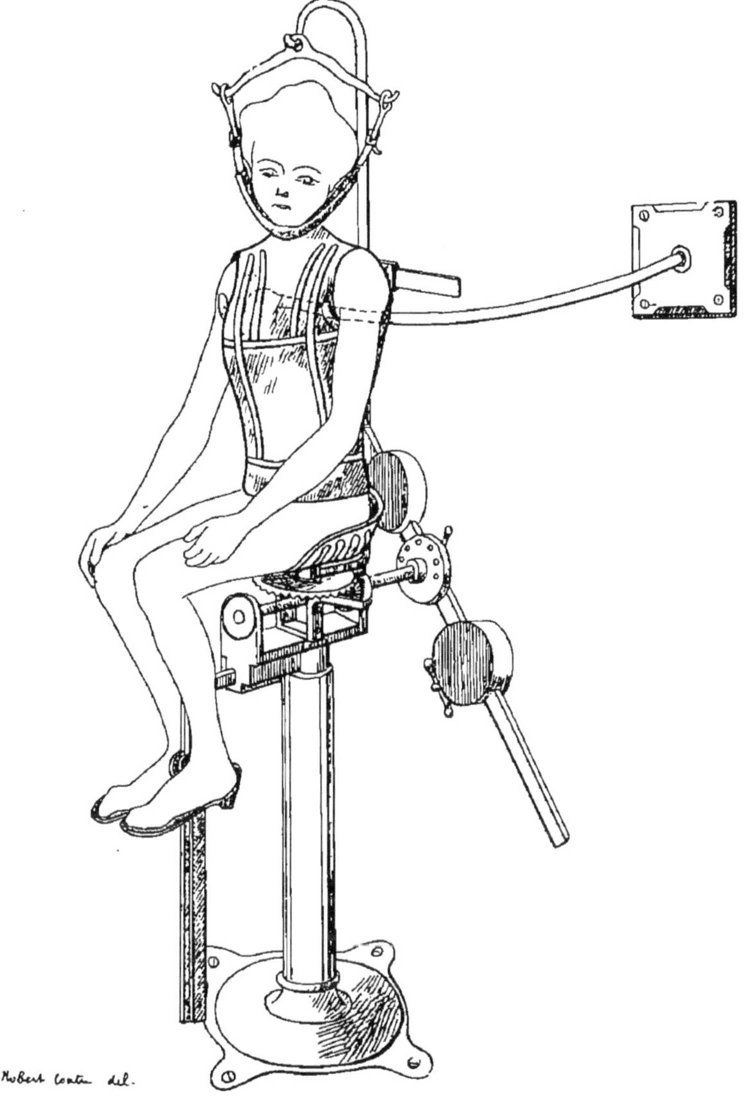

Fig. 92. — Auto-modelage pendant la détorsion du rachis.

dans notre pratique, du *spiromètre de Joal* ou du *spiromètre de Verdin*.

Les exercices spirométriques régulièrement exécutés permettent un entraînement très favorable des poumons.

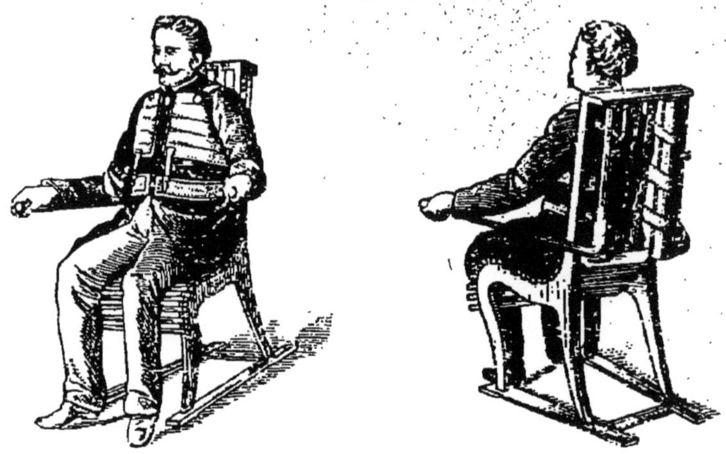

Fig. 93. — Chaise respiratoire de Rosbach.

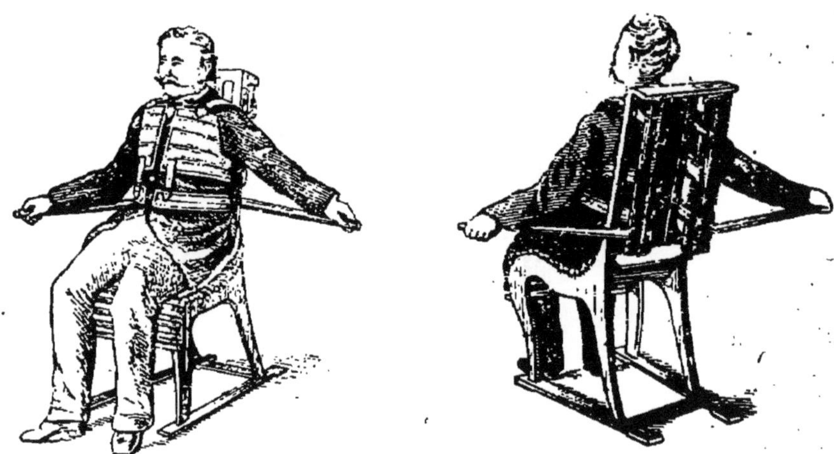

Fig. 94. — Chaise respiratoire de Rosbach, en action.

§ 2. — Gymnastique respiratoire partielle.

Une partie seulement du thorax est mise en jeu : La partie excavée, aplatie, des thorax difformes, la région du thorax qui correspond à des muscles paralysés ou atrophiés.

La région non difforme, la partie du poumon intacte sont soustraites à l'acte respiratoire.

On peut encore agir sur un ou deux diamètres du thorax, les agrandir, pendant que les deux autres, ou le troisième, sont immobilisés.

Diverses attitudes localisent l'action des exercices sur une partie du thorax ou sur l'hémithorax.

Les exercices (fig. 74, 75) exercent la *respiration diaphragmatique*.

Les exercices (fig. 80, 81) développent la *respiration costale postérieure*.

L'exercice de respiration en quatre temps (fig. 76, 77, 78) est un exercice de *respiration costale supérieure*.

Les exercices respiratoires *avec flexion latérale du tronc*, développent l'hémithorax, du côté opposé à la flexion. Le sujet, assis ou à cheval, sur une table, place une main (côté de la flexion) sur la hanche, l'autre, à la nuque, du côté atrophié ou rétracté de la poitrine.

Les positions représentées dans les fig. 60 à 64 (Manipulations, page 95), les positions en *décubitus latéral*, développent le côté du thorax opposé au côté pressé par le rouleau ou la main de l'aide.

Les exercices en *décubitus latéral avancé*, sur le côté normal du thorax, du côté convexe, dans les *scolioses*, dans l'attitude représentée fig. 50, p. 84, localisent l'action des mouvements d'expansion respiratoire sur le côté rétracté du thorax.

On peut encore, le sujet étant en *décubitus dorsal*, immobiliser une partie, ou la moitié du thorax, avec un sac de sable ou de plomb, faire exécuter des *exercices respiratoires hémithoraciques* ou *unilatéraux*.

Dans la *position debout ou assise*, le côté du thorax rétracté est immobilisé, pendant que du côté opposé qui doit être développé, le membre supérieur exécute divers mouvements, principalement des mouvements d'élévation.

Dans la *position assise*, le sujet fléchit *latéralement* le tronc du côté convexe.

Dans les *déformations thoraciques des scoliotiques*, les sujets sont placés dans des appareils, des cadres de redressement, pendant qu'ils exécutent des mouvements respiratoires généraux ou partiels. Des sangles ou des pelotes pressent suivant le diamètre allongé du thorax (voir p. 111, fig. 73 et appareil de Bonnet, fig. 85 à 89).

Des pressions manuelles, des appareils très simples, (sangles, rouleau, bâton, bome, etc.), peuvent servir à immobiliser certaines parties du thorax, pendant que les parties déformées sont soumises à une expansion intensifiée.

C'est ainsi que pour obtenir une respiration costale supérieure, on doit comprimer avec les mains, ou avec une sangle, la base du thorax, pendant que le sujet exécute des mouvements respiratoires.

Dans les diverses attitudes, les sujets doivent inspirer profondément, en portant leur effort sur les parties restées libres, c'est-à-dire sur les parties rétractées.

Exercices destinés à augmenter le diamètre vertical.

Nous avons indiqué, p. 119, les exercices, principalement ceux de respiration diaphragmatique, qui augmentent le diamètre vertical.

Exercices destinés à augmenter le diamètre transversal.

Exercice XX. — Le sujet est placé *dans le décubitus ventral*, un coussin appuyant au niveau de la partie moyenne du thorax.

Exercice XXI. — Le sujet est placé dans le *décubitus dorsal*, un coussin de sable ou de plomb appuyant sur la partie moyenne du sternum au niveau de la ligne médiane du thorax.

Dans ces positions, le sujet exécute des mouvements respiratoires.

Exercice destiné à augmenter les diamètres antéro-postérieur et transversal.

Sujet dans le *décubitus dorsal*, immobilisation des viscères en faisant contracter les muscles de l'abdomen, ou en comprimant l'abdomen avec une large ceinture.

Mouvements lents d'inspiration et d'expiration.

Dans ces conditions, le diaphragme prend point d'appui sur la masse des viscères et dilate la base du thorax. Les diamètres antéro-postérieur et transversal sont augmentés.

Suivant les cas, on agit soit sur la région costale supérieure, soit sur les régions moyennes et inférieures, de façon à obtenir une respiration costale supérieure ou diaphragmatique costale ou enfin diaphragmatique abdominale.

Les *manipulations* et les *pressions* servent à diriger le mouvement respiratoire dans le sens où la dilatation et la correction de la difformité thoracique doivent être obtenues.

Nous avons étudié, page 95, l'action des manipulations sur le rachis et le thorax des scoliotiques.

Les pressions de la main, combinées avec l'exercice respiratoire, modifient utilement la forme du thorax.

Dans le thorax *obliquement rétréci* des scoliotiques, les pressions, pendant l'inspiration, sont faites aux extrémités du grand diamètre diagonal, suivant une ligne oblique dirigée d'arrière en avant.

Si le thorax est *transversalement* et *unilatéralement rétréci*, une main presse en avant, près du sternum, du côté de la convexité, l'autre main appuie sur la partie latérale du thorax du côté de la concavité.

Dans l'*aplatissement* prononcé d'un côté du thorax, dans les *rétractions thoraciques unilatérales d'origine pleurétique*, on doit presser en avant, ou près du sternum, en arrière, du côté de la convexité, dans un point correspondant de la partie postérieure du thorax.

Dans *l'excavation sternale*, dans les *thorax en entonnoir*, *en gouttière*, pendant que le sujet dans le décubitus dorsal est placé sur un rouleau, l'aide presse avec ses deux mains, au niveau des régions costales postérieures et inférieures, pendant l'inspiration, de façon à augmenter le diamètre vertical, à mobiliser les cartilages costo-sternaux, à favoriser l'expansion des régions excavées.

Dans le *thorax des rachitiques*, dans la forme la plus

communément observée, avec excavation sternale au tiers inférieur, gouttières latérales profondes, relèvement des côtes et des cartilages costaux inférieurs, la pression manuelle pendant l'inspiration, doit agir dans la région postérieure moyenne des côtes, de façon à obtenir l'augmentation de tous les diamètres du thorax.

ACTION. — INDICATIONS. — VALEUR DE LA GYMNASTIQUE RESPIRATOIRE.

On possède actuellement des notions précises, fournies par la spirométrie et la pneumographie, sur l'action des exercices de gymnastique respiratoire, sur le fonctionnement des poumons, sur la cage et sur les muscles thoraciques.

Les mouvements respiratoires, généraux ou partiels, exécutés avec une technique régulière, dans le cas de *déformation thoracique*, augmentent d'abord le fonctionnement, l'expansion des parties saines, non rétractées, des poumons, de façon à compenser l'inactivité des parties comprimées.

Ils agissent aussi puissamment sur les régions des poumons rétractées, augmentent leur rendement. Ils mobilisent enfin le thorax et ses articulations et restituent à la poitrine sa forme normale.

L'expérience démontre que des améliorations, et même des guérisons, peuvent être obtenues, par la cure de gymnastique respiratoire, chez des sujets atteints de déformations thoraciques et de déviations du rachis.

De nombreuses observations nous ont prouvé la grande efficacité du traitement gymnastique dans les déformations thoraciques des sujets atteints d'obstruction naso-pharyngienne, dans l'atrophie et les déformations de la poitrine des rachitiques, des cyphotiques et des scoliotiques.

Nous avons souvent noté, dans ces cas, des modifications très importantes de la forme du thorax, l'augmentation du périmètre et de la capacité, un relèvement notable des muscles thoraciques, le retour au fonctionnement normal de l'appareil respiratoire.

Les meilleurs résultats s'obtiennent chez les jeunes sujets, lorsque le traitement est commencé dès l'apparition de la difformité. On lutte alors avec succès contre la rigidité des côtes et contre l'ankylose des articulations des côtes avec le sternum et le rachis.

La gymnastique respiratoire partielle, la gymnastique avec appareils mécanothérapiques, très fréquemment indiquées, donnent d'excellents résultats dans quelques formes de déformations thoraciques, principalement dans les déformations scoliotiques, dans les déformations thoraciques d'origine pleurétique, lorsque les saillies, gibbosités ou dépressions, sont limitées, n'occupant qu'une région restreinte du thorax ou du rachis.

Les *indications* de la gymnastique respiratoire, en chirurgie orthopédique, sont multiples.

Cette gymnastique respiratoire, rappelons-le, est la base de tous les exercices de gymnastique orthopédique.

Elle est très utile chez les sujets débiles qui présentent un *thorax excavé*, rigide, à expansion limitée, de l'ankylose des articulations costo-sternales ou costo-vertébrales, de l'asthénie des muscles de la poitrine et du tronc, de l'insuffisance et de la parésie respiratoires.

Nous avons signalé depuis longtemps l'importance de la cure gymnastique chez les enfants atteints d'*obstruction naso-pharyngienne*, cause fréquente des déformations thoraciques et des déviations rachidiennes (P. Redard). Après la désobstruction naso-pharyngienne, le traitement gymnastique, complément indispensable de l'opération, modifie la forme du thorax, rétablit la fonction respiratoire normale.

Dans les déformations thoraciques *congénitales*, *rachitiques*, dans celles qui accompagnent les *déviations du rachis : cyphose*, *mal de Pott*, *scolioses*, dans les déformations à la suite de *lésions chroniques* de la *plèvre*, du *poumon*, du *cœur*, la gymnastique respiratoire est l'adjuvant indispensable des autres méthodes de traitement.

La gymnastique respiratoire sous des appareils de pression, de redressement, de détorsion, a des indications spéciales dans le traitement des déviations du rachis et de certaines formes de déformations du thorax, à une période peu avancée de leur évolution, lorsque les os sont encore malléables, lorsque les articulations vertébrales et costales conservent un certain degré de flexibilité.

Nous renvoyons à notre chapitre X, l'exposé du traitement gymnastique dans les *difformités du membre supérieur* (*contractures*, *ankyloses*, *paralysies*).

CHAPITRE IV

DIFFORMITÉS DES MEMBRES INFÉRIEURS. — LUXATIONS CONGÉNITALES DE LA HANCHE. — TRAITEMENT FONCTIONNEL POST-OPÉRATOIRE.

Après les réductions, sanglantes ou non-sanglantes, des luxations congénitales de la hanche, il est presque toujours nécessaire d'instituer un traitement fonctionnel qui a surtout pour but de déraidir les articulations, de corriger les attitudes vicieuses, de faire recouvrer leurs fonctions aux muscles atrophiés ou rétractés par le trauma, l'immobilité prolongée, la compression.

Un grand nombre de jeunes sujets récupèrent facilement leurs mouvements et la marche normale, sans aucune intervention ou après un traitement fonctionnel de très peu de durée.

Les opérés âgés, au-dessus de 8 ans, sont exposés à conserver, si la gymnastique et les manipulations ne sont pas prescrites, de la raideur articulaire, de l'atrophie, une impotence fonctionnelle notable.

Nous instituons, dans tous les cas, un traitement fonctionnel, principalement gymnastique. Nous conseillons ce traitement plus rigoureux chez les sujets qui présentent à un haut degré, des raideurs articulaires, des attitudes vicieuses, de l'atrophie.

TECHNIQUE

A. — Mouvements passifs. — Manipulations.

La mobilisation passive des articulations du membre inférieur, principalement de la hanche, sera exécutée avec une grande prudence, au début. L'amplitude des mouvements sera graduellement augmentée. La mobilisation systématique, pratiquée régulièrement, chaque jour, est indispensable dans les cas de raideurs ou d'ankyloses qui suivent les opérations de réduction non-sanglante pratiquées chez des sujets trop âgés, lorsqu'on constate, qu'à un certain moment, ils ne peuvent récupérer par eux-mêmes l'amplitude de leurs mouvements.

Nous conseillons les exercices suivants :

1° *Flexion et extension passive du genou.*

Sujet couché sur dos, sur une table résistante.

Pour la flexion, la jambe est attirée en dehors du bord de la table, jusqu'au niveau du creux poplité. On la laisse retomber par son propre poids ou en ajoutant quelques kilos de plomb fixés au pied.

Pour l'extension, on peut se servir de la bande élastique, d'après notre méthode. (Voir p. 218, fig. 127.)

2° *Mouvements de flexion de la cuisse sur le bassin.*

Sujet couché sur le dos.

Le bassin, le pubis étant solidement fixés par les mains d'un aide, mouvements lents, rythmiques, graduels, prudents, de flexion de la cuisse sur le bassin, les mains du chirurgien saisissant la cuisse à sa partie postérieure et moyenne, et non à sa partie inférieure.

Pendant toute la durée du mouvement, la jambe doit rester tendue.

3° *Mouvements d'abduction.*

Sujet couché sur le côté.

Une main est placée au niveau du grand trochanter, l'autre main saisit la jambe à son tiers inférieur et exécute des mouvements lents et graduels d'abduction.

On peut faire dans cette position des mouvements d'adduction.

4° *Mouvements d'abduction ou d'adduction.*

Sujet couché sur le dos.

Flexion des cuisses sur le bassin, jusqu'à 30°. S'il désire obtenir un mouvement d'abduction, le chirurgien écarte lentement les membres inférieurs et les renverse en dehors.

Les mouvements d'abduction ou d'adduction peuvent encore être exécutés, le sujet couché sur le dos, les hanches et les genoux fléchis, les pieds reposant à plat sur la table.

Nous ne recommandons des mouvements d'adduction que dans des cas spéciaux.

5° *Mouvements de rotation interne.*

Position couchée du sujet.

Une main immobilise le bassin en appuyant sur l'épine iliaque antérieure et supérieure du sujet, l'autre main saisissant la partie interne du genou fait exécuter des mouvements de rotation interne d'amplitude graduellement croissante.

On doit, en général, s'abstenir de mouvements de rotation externe ou de circumduction qui peuvent être nuisibles et exposent à la reluxation.

6° *Mouvements d'hyperextension de la cuisse sur le bassin.*

Sujet couché à plat ventre, la cuisse débordant le bord inférieur de la table.

L'aide, immobilisant le bassin, avec une main appuyant sur l'ischion, saisissant avec l'autre main la partie antérieure de la cuisse, à son tiers inférieur, la relève en haut et en arrière, exécutant ainsi des mouvements d'extension, d'hyperextension, d'une certaine amplitude.

On peut encore obtenir d'excellents mouvements passifs et d'assouplissement en faisant des exercices d'*accroupissement* (fig. 111, p. 177), qui ont l'avantage de mobiliser toutes les articulations du membre inférieur, principalement l'articulation de la hanche et d'agir aussi sur les muscles du bassin, de la cuisse et de la hanche.

On peut encore faire exécuter des *mouvements passifs d'abduction* dans l'attitude ci-dessous :

Le sujet étant debout, appuyé du côté sain sur le dossier d'une chaise, fléchit le membre de ce côté, en même temps qu'il fait glisser latéralement et en arrière le pied du côté opéré, se plaçant dans l'attitude d'un escrimeur qui se fend.

B. — Mouvements actifs.

1° *Exercice d'abduction :*

a) D'abord en *décubitus dorsal*, le membre opéré reposant entièrement sur la table pendant toute la durée du mouvement.

Le sujet exécute des mouvements d'abduction de la cuisse, le pied suivant l'index de l'aide qui guide le mouvement et règle son amplitude.

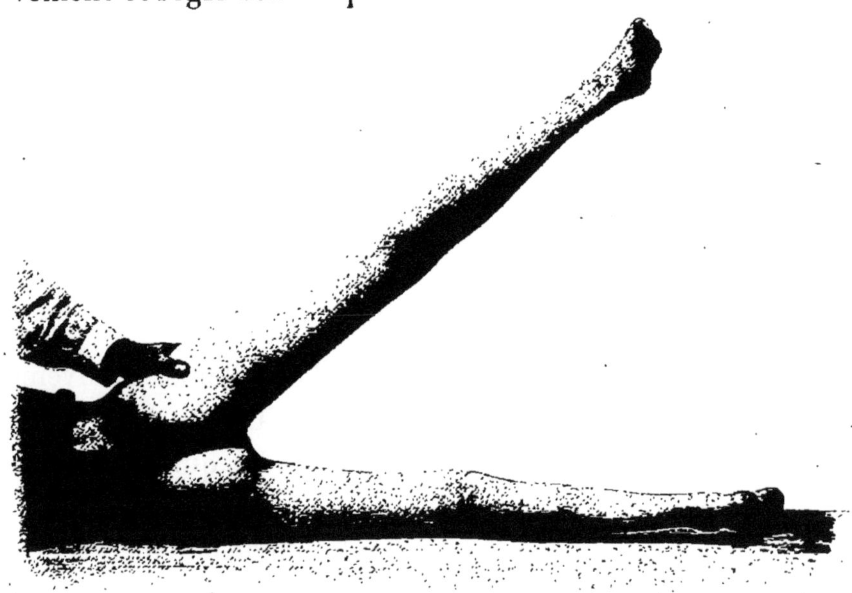

Fig. 95.

b) Puis en *décubitus latéral* sur le côté sain (fig. 95). Le sujet exécute des mouvements d'abduction exactement dans le plan frontal ou transversal. Il augmente graduellement leur amplitude jusqu'à dépasser les limites normales et à atteindre dans l'écartement un angle de 90°.

Lorsque les muscles abducteurs ont recouvré une certaine force, l'aide oppose une résistance au mouvement d'abduction.

c) Puis dans la *station debout*, le sujet porte le membre opéré en abduction, d'abord légère, plus tard exagérée.

2° *Exercice d'adduction.*

Cet exercice ne doit être recommandé que si l'abduction persiste à un degré anormal.

Le sujet, debout, porte le membre inférieur en adduction, croisant, dans quelques cas, le membre sain en passant en avant de lui.

3° *Exercice de flexion.*

Dans le *décubitus dorsal*, fléchir d'abord la cuisse dans le plan frontal, puis dans le plan oblique, c'est-à-dire en éloignant de plus en plus le genou de la table.

Éviter, pendant longtemps, la flexion dans le plan sagittal qui expose à la reluxation postérieure.

4° *Exercice d'extension.*

Dans le *décubitus dorsal*, étendre le membre opéré, l'allonger jusqu'à ce que la malléole interne descende au-dessous de celle du côté sain.

5° *Exercice d'hyperextension.*

Dans le *décubitus ventral*, porter le membre énergiquement en arrière et en haut (fig. 96). Rester quelque temps dans la position d'élévation.

L'aide exerce, de temps en temps, une légère résistance au mouvement d'hyperextension.

Tous les mouvements actifs sont utilement exécutés avec résistance du chirurgien.

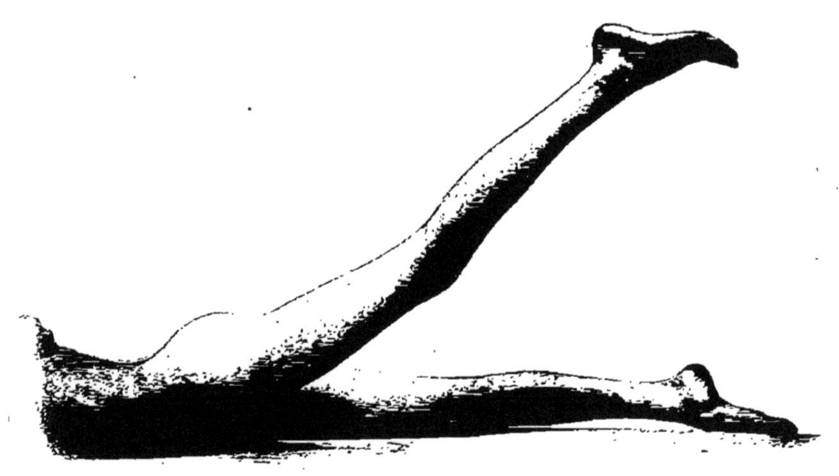

Fig. 96.

Dans les *luxations bilatérales*, on exécute successivement, de chaque côté, les manipulations, les exercices passifs et actifs que nous venons de décrire.

On recommande l'exercice suivant :

6° *Exercice d'hyperextension et d'abduction des deux membres inférieurs.*

Le sujet en *décubitus ventral*, renverse le tronc en arrière, élève le bassin, place en forte hyperextension et abduction ses membres inférieurs (fig. 97).

Il reprend lentement la position de départ et, après quelques minutes de repos, recommence l'exercice.

L'aide exerce à certains moments, une résistance au mouvement d'hyperextension.

Les *mouvements de natation* sont très recommandables.

Les *exercices avec appareils* sont rarement indiqués. On peut, dans quelques cas, faire exécuter des mouvements de flexion et d'extension des articulations du membre inférieur en se servant d'une pédale actionnant une roue.

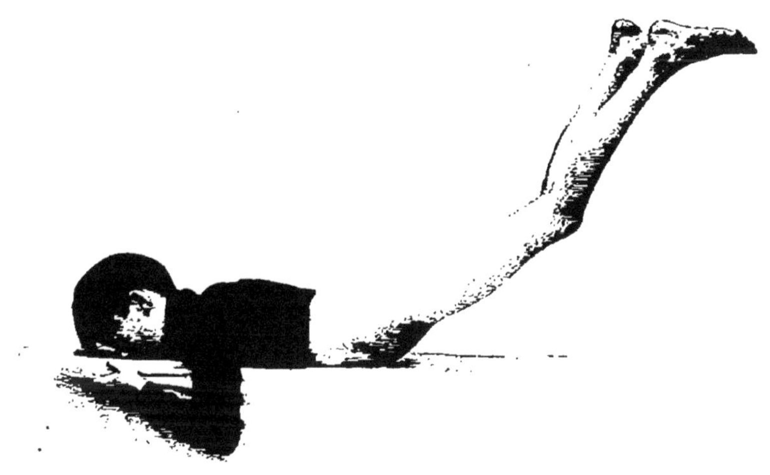

Fig. 97.

Le tabouret à roues de Lorenz permet d'exercer en même temps les deux membres inférieurs dans la position d'abduction.

Les appareils mécanothérapiques de Zander, de Herz, de Baumgartel, servent à guider et à exécuter, avec résistance, divers mouvements de l'articulation de la hanche, principalement la flexion, l'extension et l'abduction, le bassin étant fixé.

Les mouvements mécanothérapiques produisent une utile mobilisation des hanches enraidies, après l'opération, chez des sujets âgés.

Les exercices gymnastiques doivent être prudents, au début, graduels, en évitant toute brusquerie, tout surmenage. On insistera suivant le cas, sur tel ou tel exercice, particulièrement sur les mouvements qui agissent sur les pelvi-trochantériens, particulièrement sur les fessiers, sur les muscles postérieurs de la cuisse.

Dans tous les cas, on rééduquera la marche d'après la technique que nous indiquons, p. 187.

Le massage, l'électricité sont souvent utilement combinés avec le traitement gymnastique.

S'il existe des raideurs prononcées, des ankyloses partielles ou totales avec attitudes vicieuses, un déplacement de la tête fémorale, la gymnastique est impuissante. Il faut s'adresser à des méthodes chirurgicales telles que la mobilisation sous le chloroforme, la réduction des reluxations.

La *gymnastique de la hanche* que nous venons de recommander dans le traitement fonctionnel post-opératoire de la luxation congénitale de la hanche, s'appliquera, avec quelques variantes, à la cure d'autres difformités des membres inférieurs (ankyloses, paralysies des muscles de la cuisse ou du bassin, voir p. 204 et p. 214).

CHAPITRE V

DIFFORMITÉS DU GENOU

Le traitement par l'exercice est indiqué dans quelques *difformités du genou*, principalement dans le *genu valgum*, chez les jeunes enfants, lorsque l'atrophie et la paralysie des muscles périarticulaires prédominent, lorsque l'articulation fonctionne mal, après les interventions pour le redressement, sanglantes ou non sanglantes.

Par des *exercices passifs* et *actifs* (*flexion*, *extension*, *abduction*, *adduction*, avec ou sans *résistance progressive*, du genou et de la hanche), on atténuera les raideurs musculaires, principalement la contracture, assez fréquente, du biceps fémoral ; on rétablira l'équilibre entre les muscles rotateurs en dedans (droit interne et demi-membraneux) et les rotateurs en dehors (biceps et tenseur du fascia lata) ; on assouplira et on facilitera le fonctionnement de l'articulation du genou.

Dans le *genu recurvatum paralytique*, on agit principalement, par des exercices actifs, sur les muscles parésiés, principalement sur le quadriceps fémoral.

La gymnastique active, dans le genu valgum, peut être utilement exécutée au moyen de l'excellent appareil à résistance progressive recommandé par F. Lange et représenté fig. 98.

Les deux membres inférieurs en extension, parallèles,

sont soumis à une traction de 5 kilos. Un coussin est placé entre les genoux.

Dans un *premier temps*, le sujet fléchit fortement les articulations des hanches et des genoux.

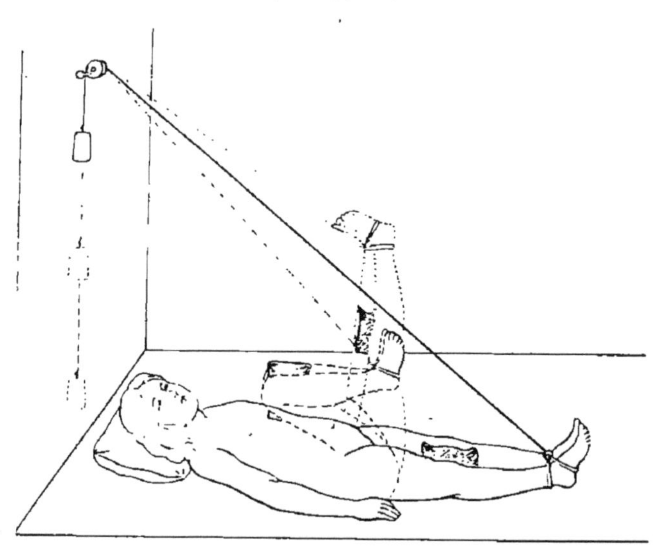

Fig. 98.

Dans un *deuxième temps*, il étend les genoux avec flexion à angle droit dans les articulations des hanches.

Dans un *troisième temps*, il étend ses membres, et reprend la position primitive de départ.

CHAPITRE VI

PIED BOT CONGÉNITAL

Le traitement du pied bot par la gymnastique ne peut à lui seul remplir toutes les indications et donner des guérisons.

C'est un adjuvant souvent très utile des autres méthodes de cure.

Chez les jeunes enfants, après les manipulations de redressement, chez les sujets plus âgés, après le redressement forcé et les opérations chirurgicales, il combat efficacement l'atrophie, l'élongation de certains groupes musculaires, il favorise les suppléances, il atténue la prédominance des antagonistes et permet d'obtenir, avec le rétablissement de la forme, d'excellentes fonctions du membre, une marche irréprochable.

Suivant la forme du pied bot, suivant les muscles qui sont insuffisants, on agit sur tel ou tel groupe, on cherche à diminuer la prédominance des abducteurs ou des adducteurs, des fléchisseurs ou des extenseurs. Pour le *varus*, on agit dans le sens de l'abduction ; pour le *valgus*, dans le sens de l'adduction ; pour l'*équin*, dans le sens de la flexion ; pour le *talus*, dans le sens de l'extension.

On apprend enfin aux sujets à marcher correctement.

Prenant comme exemple le *pied bot varus équin*, indiquons la technique que nous conseillons.

S'agit-il d'un jeune enfant, les manipulations, les exercices passifs assoupliront, mobiliseront d'abord le pied.

A. — Exercices passifs. — Manipulations de redressement.

Soit un cas de *varus équin gauche*.

Pour corriger le varus :

Exercice I. — Une main est placée au-dessus des malléoles et immobilise la jambe.

L'autre main saisit l'avant-pied et porte fortement le pied en dehors, en valgus (fig. 99).

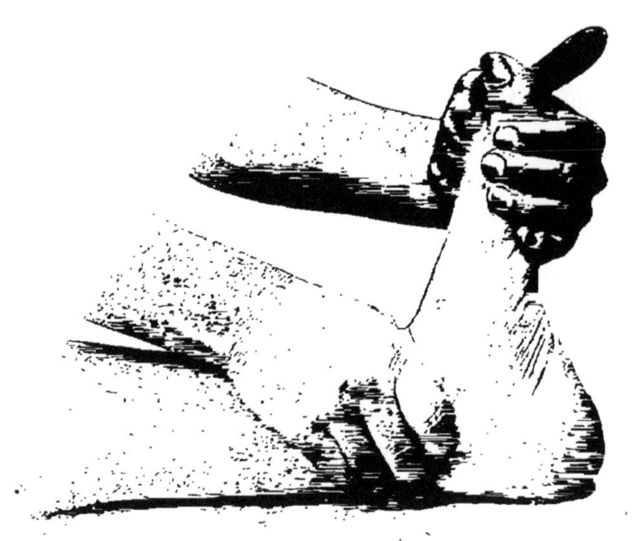

Fig. 99. — Correction du varus.

Exercice II. — Le bord externe du pied repose sur l'angle d'un coin ou sur un billot en bois.

Les mains (fig. 100) exercent des tractions et de fortes

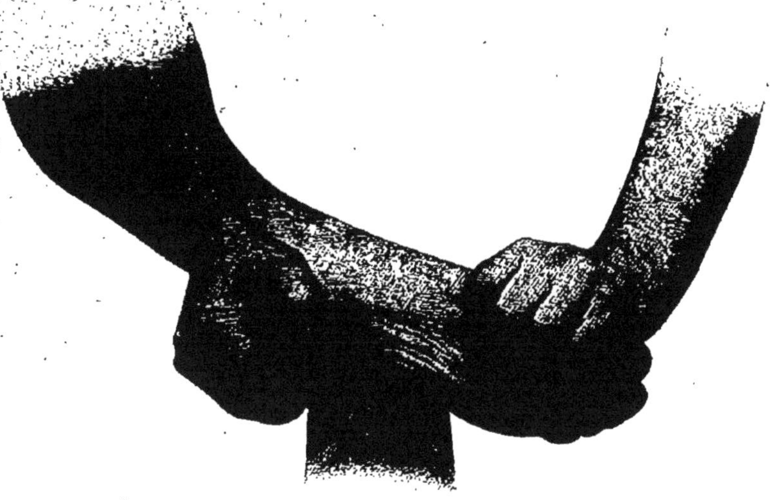

Fig. 100. — Correction du varus.

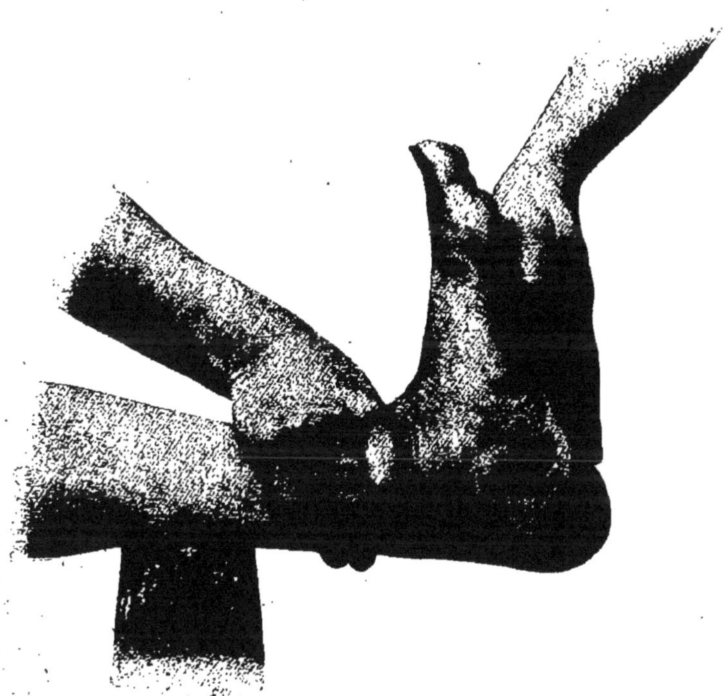

Fig. 101. — Correction de l'équinisme.

pressions aux deux extrémités du pied, de façon à corriger le varus, à rendre convexe le bord interne du pied qui était primitivement concave.

Pour corriger l'équinisme :

EXERCICE III. — L'équinisme est corrigé par es manœuvres représentées (fig. 101, 102, 103).

Nous utilisons souvent aussi la bande élastique qui, disposée suivant les indications de la fig. 126, page 217, procure un redressement énergique et continu de l'équinisme.

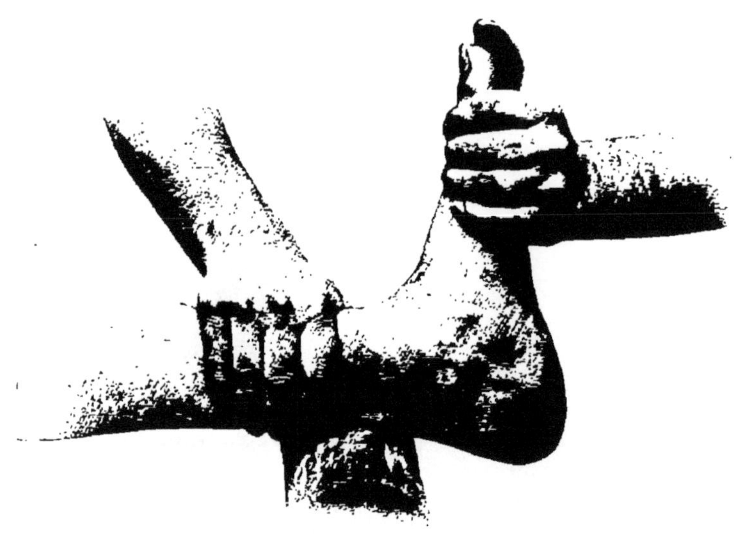

Fig. 102. — Correction de l'équinisme.

Le *valgus* et *l'affaissement de la voûte plantaire* sont corrigés en pratiquant des manipulations suivant les indications des fig. 104, 105, 106.

Chez les sujets âgés, on devra, dans quelques cas, avoir recours au *redressement forcé instrumental.*

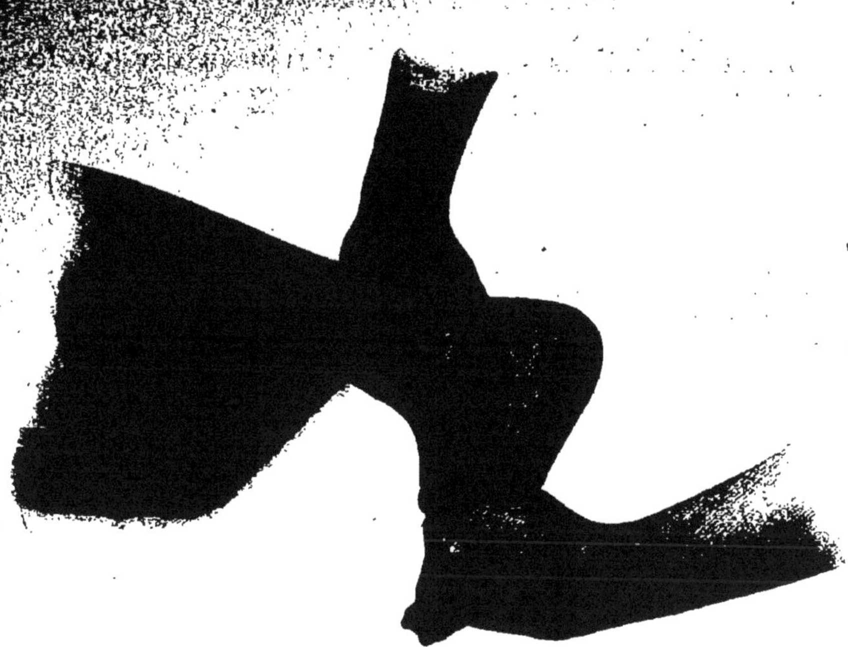

Fig. 103. — Correction de l'équinisme.

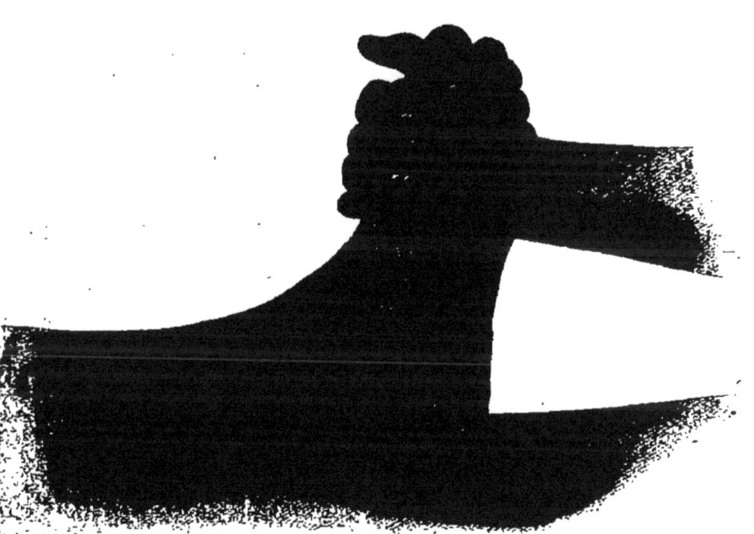

Fig. 104. — Correction du valgus.

Les manipulations seront continuées jusqu'à ce que le pied soit complètement assoupli et mobilisé.

B. — Exercices actifs.

Suivant le cas, on agira sur tel ou tel muscle élongé, atrophié, insuffisant, ou contracturé.

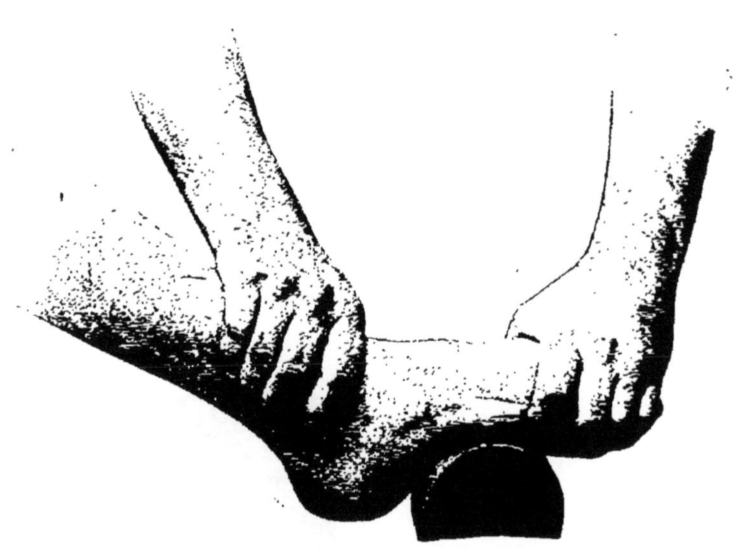

Fig. 105. — Correction du valgus et de l'affaissement de la voûte plantaire.

Dans le *varus*, on exercera surtout les muscles de la région antéro-externe. On utilisera les exercices recommandés pour le pied plat.

On agira aussi sur les muscles de la région interne et postérieure, qui, antagonistes, prédominants, ont de la tendance à ramener le pied en mauvaise attitude.

Nous recommandons pour le *pied bot varus équin* les principaux exercices suivants :

EXERCICE IV. — Sujet assis sur une table élevée, le pied varus portant à faux.

Saisir et immobiliser la jambe.

Inviter l'enfant à faire des efforts de contraction active et à placer le pied en flexion, abduction, élévation du bord externe.

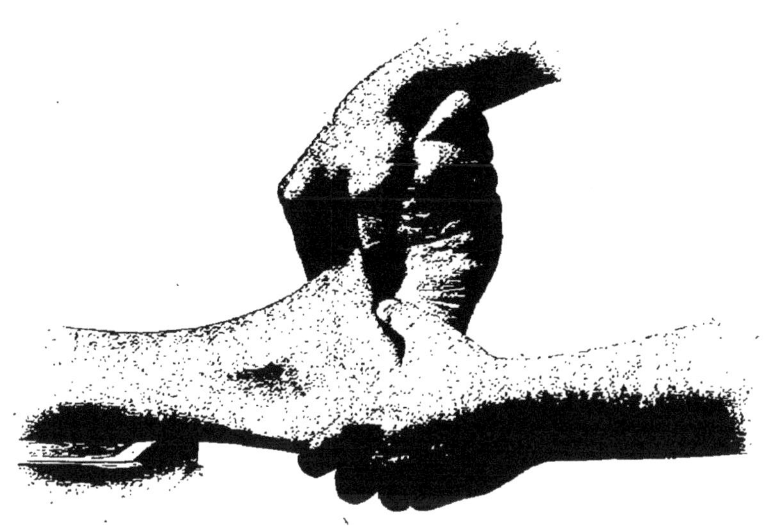

Fig. 106. — Correction de l'affaissement de la voûte plantaire.

EXERCICE. V. — Même position.

Placer alternativement le pied en abduction et élévation du bord externe et en adduction et élévation du bord interne.

Les efforts pour produire l'abduction doivent être plus grands que ceux pour procurer l'adduction.

EXERCICE VI. — Même position.

Mouvements de circumduction et d'abduction par une

manœuvre analogue à celle décrite (p. 182) et représentée fig. 116, le sujet suivant avec le pouce du pied l'index de la main du chirurgien.

Dès que les muscles sont devenus plus vigoureux, on exécute des mouvements actifs contrariés, avec une résistance graduellement croissante. La main du chirurgien agit sur le bord externe du pied et exerce une opposition, plus ou moins forte, au mouvement.

Plus tard enfin, on recommande des exercices de marche rééducative (voir p. 187).

Quelques *appareils mécanothérapiques*, particulièrement ceux de Zander, permettent des mobilisations du pied, passives et actives, dans divers sens et sont souvent utiles.

Nous indiquons dans notre chapitre : *Exercices dans le traitement des paralysies infantiles*, p. 204, le traitement gymnastique que nous recommandons dans *le pied bot paralytique.*

CHAPITRE VII

PIED PLAT

Quelle que soit la théorie adoptée pour expliquer la formation du pied plat et de ses diverses formes, tous les orthopédistes admettent actuellement le rôle important joué par les muscles du pied et de la jambe.

Nous ne discuterons pas ici si les muscles plantaires sont primitivement insuffisants, impuissants à empêcher l'affaissement du pied par le poids du corps, ou si, au contraire, les voûtes osseuses sont d'abord vaincues par la surcharge, les muscles ne s'altérant et ne perdant leurs propriétés que secondairement. L'observation démontre le rôle capital des muscles du pied et de la jambe pour la prophylaxie, pour la cure des pieds plats.

L'insuffisance de la musculature explique la plupart des symptômes et des complications de cette difformité.

L'anatomie pathologique montre les groupes musculaires qui sont particulièrement atteints par l'atrophie, ou par la contracture et la rétraction.

Le traitement gymnastique varie peu suivant que le *pied plat* est *réductible*, *non douloureux*, ou *douloureux*, *irréductible* (*tarsalgie*).

Certains cas nécessitent une thérapeutique spéciale.

Par nos exercices gymnastiques nous devons :

1° Agir sur les muscles qui maintiennent la voûte plantaire, c'est-à-dire sur le long péronier latéral, le jambier antérieur, le jambier postérieur. Rappelons que Duchenne (de Boulogne) a justement insisté sur l'impotence du long péronier latéral comme cause du pied plat.

Fortifier et rééduquer aussi les muscles plantaires supinateurs et adducteurs, principalement les muscles courts (court fléchisseur du gros orteil, court fléchisseur commun), l'adducteur du gros orteil, le long fléchisseur du gros orteil, le long fléchisseur commun des orteils.

2° Distendre les muscles contracturés ou rétractés, à une certaine période de la maladie, principalement les péroniers latéraux, leur faire recouvrer leur élasticité et leur tonicité perdue.

3° Diminuer la prédominance d'action des antagonistes, c'est-à-dire des extenseurs, et des pronateurs du pied. Réveiller leur motilité lorsque élongés, distendus, ils deviennent impuissants.

4° Rétablir la voûte plantaire d'une façon durable, en modifiant la forme des os.

5° Réveiller enfin la nutrition, favoriser la circulation du pied.

TECHNIQUE

Principaux exercices que nous recommandons dans notre pratique :

A. — Mouvements actifs.

Dans la station debout.

Exercice I. — Pieds nus parallèles, légèrement écartés l'un de l'autre.

S'élever lentement sur la pointe des pieds.

Rester quelques instants dans la position d'élévation (fig. 107).

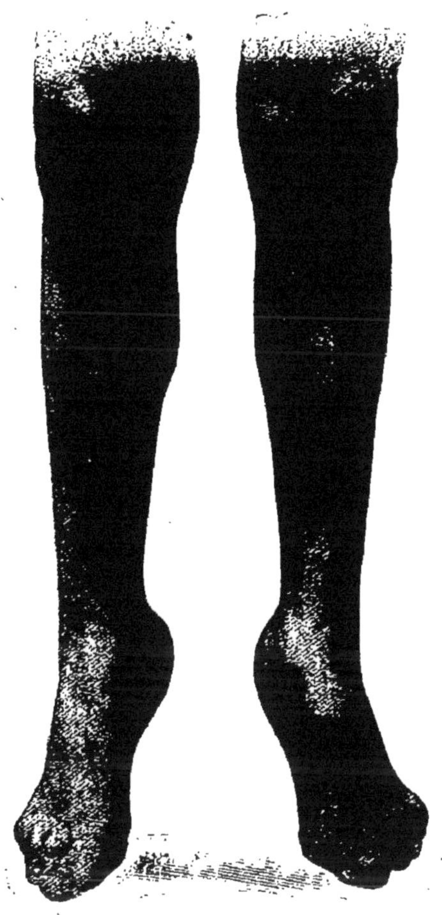

Fig. 107.

Reprendre lentement la position de départ en abaissant les talons.

Résister au mouvement d'abaissement des talons en contractant les fléchisseurs plantaires.

Exercice II. — Marcher pendant quelques minutes sur la pointe des pieds.

Petits pas égaux, rythmés. Talons aussi haut que possible. Bras élevés accompagnant le mouvement de progression. Respiration très ample.

Exercice III. — Pieds et membres inférieurs parallèles, légèrement écartés.

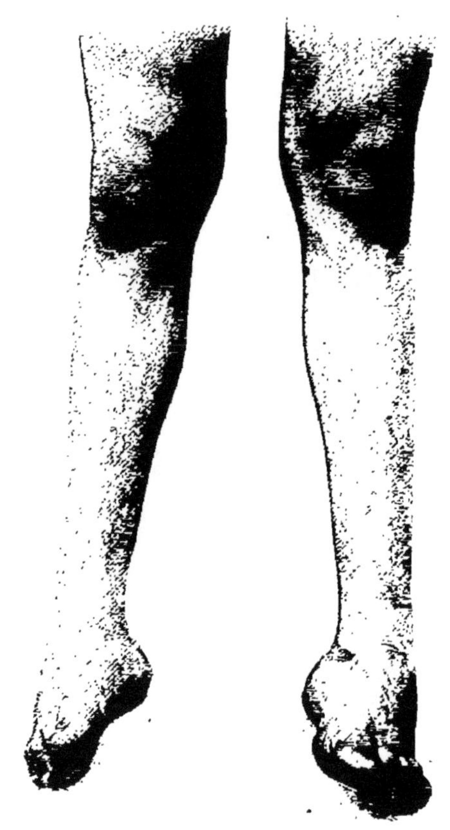

Fig. 108.

Relever fortement, par des efforts lents et continus, le bord interne du pied qui ne repose plus que sur le bord externe (fig. 108).

Rester quelque temps dans cette position, puis reprendre la position primitive.

EXERCICE IV. — Pieds parallèles, légèrement écartés.

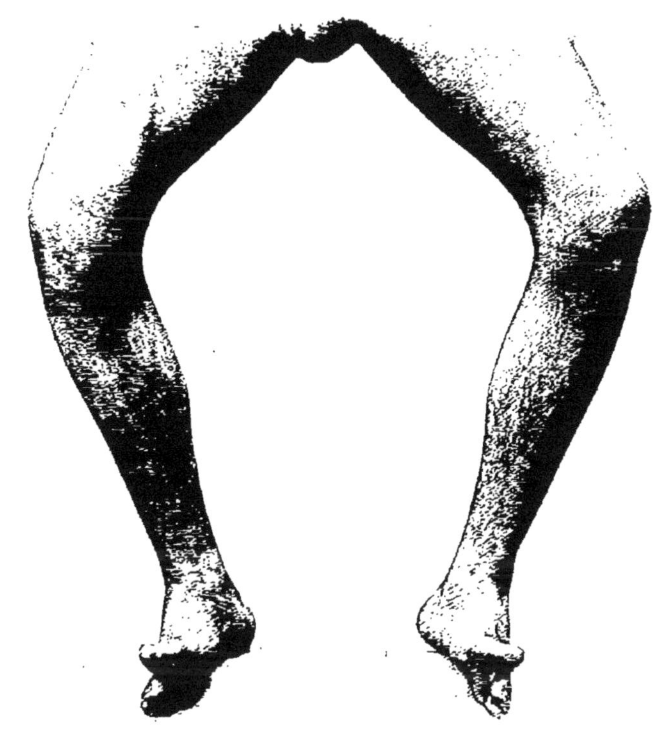

Fig. 109.

Relever fortement, par des efforts lents et continus, le bord interne du pied qui bientôt ne repose plus que sur son bord externe.

Les genoux sont maintenus énergiquement en varus, leurs condyles internes étant ainsi soumis à une forte pression (fig. 109). Rester quelques instants dans cette attitude, puis reprendre la position de départ.

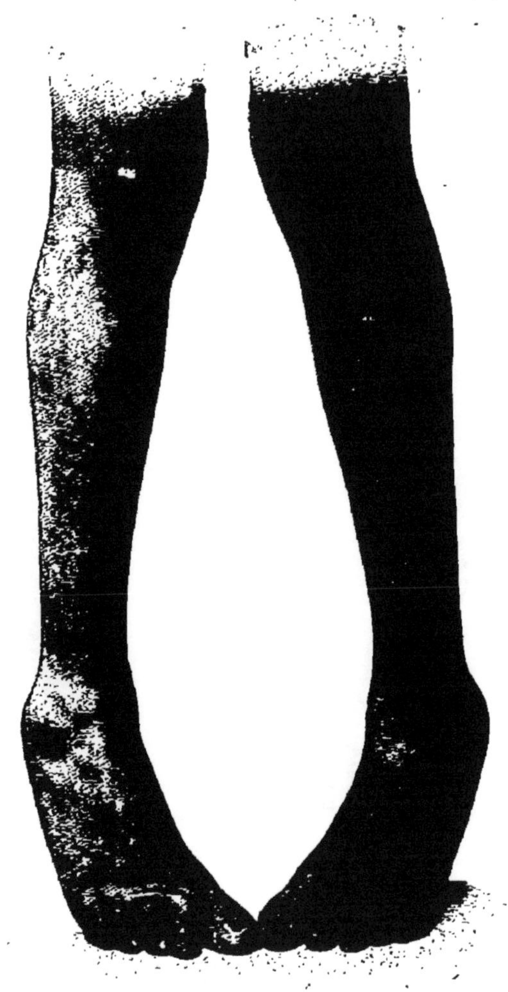

Fig. 110.

Exercice V. — Pointes des pieds se touchant en forte adduction. Talons tournés en dehors, en abduction (fig. 110).

S'élever sur la pointe des pieds et s'abaisser sur les talons comme dans l'exercice I.

On peut aussi faire marcher dans cette position en forte adduction.

EXERCICE VI. — *Combinaison des exercices I et III.* — Pieds parallèles, légèrement écartés. Au commandement : (1) Adduction des pieds, comme dans l'exercice III.

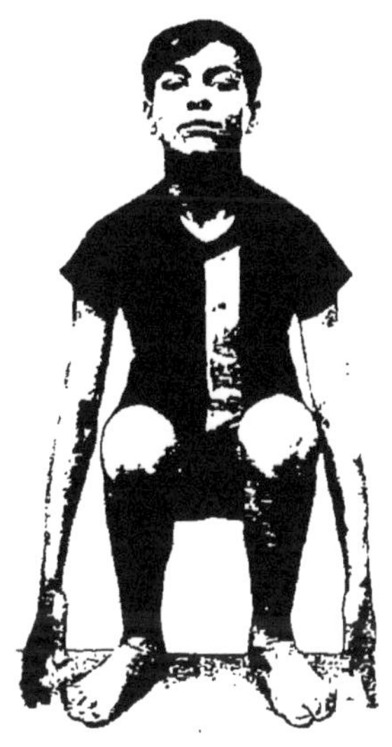

Fig. 111.

(2) Elévation sur la pointe des pieds comme dans l'exercice I.

(3) Reprendre la position de départ, et ainsi de suite.

Ou encore :

EXERCICE VII. — Pieds parallèles légèrement écartés.

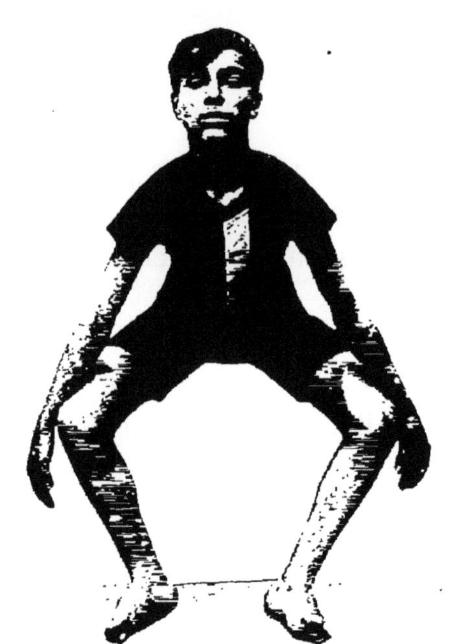

Fig. 112.

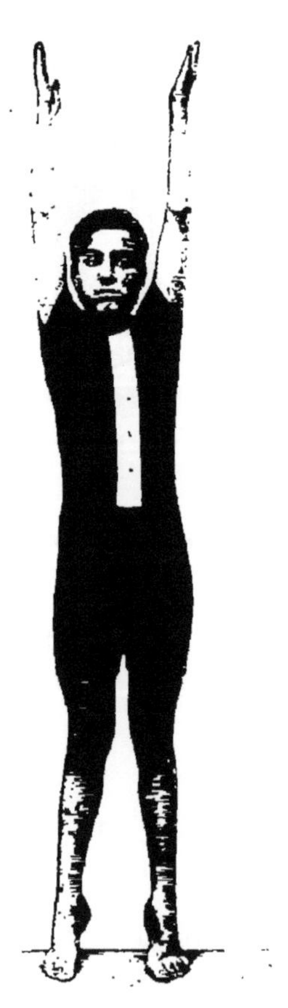

Fig. 113.

(1) Fléchir les cuisses sur les jambes. S'accroupir (fig. 111).

(2) Se relever et placer les pieds en adduction (fig. 112).

(3) S'élever sur la pointe des pieds (fig. 113).

(4) Reprendre la position de départ.

Ou encore :

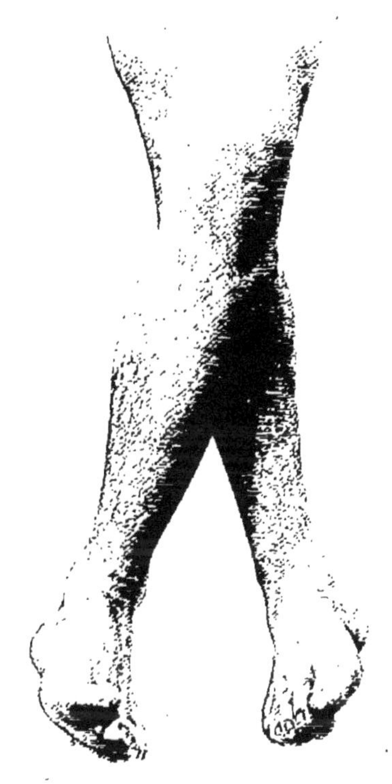

Fig. 114.

Exercice VIII. — Pointes des pieds en dedans. — Talons très en dehors (fig. 110).

(1) Elévation sur la pointe des pieds.

(2) Flexion des genoux.
(3) Extension des genoux.
(4) Abaissement des talons.

Exercice IX. — Jambes croisées. Pieds en adduction, légèrement écartés au début, plus fortement ensuite (fig. 114).

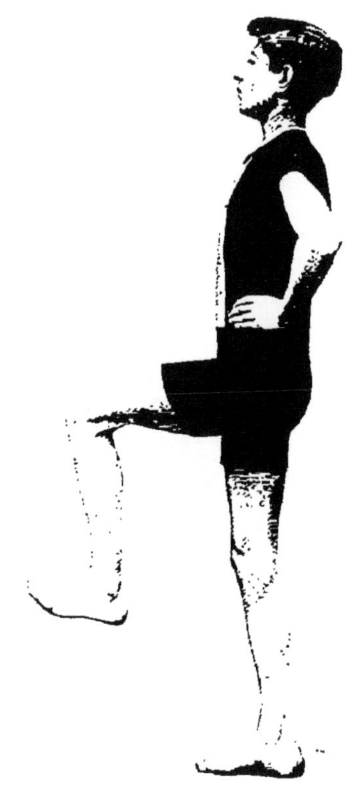

Fig. 115.

Fléchir toutes les articulations du membre inférieur, s'accroupir sans trop déplacer les genoux. Sujet soutenu par le chirurgien ou appuyant ses mains sur le barreau d'une chaise.

Cet exercice met, en contraction puissante, les péroniers latéraux et le jambier antérieur. Il assouplit les diverses articulations du membre inférieur.

Exercice X. — Pieds parallèles, légèrement écartés l'un de l'autre.

Se tenir alternativement, pendant quelques secondes, sur l'un et l'autre pied, en ayant soin de maintenir le pied surchargé en légère adduction.

Exercice XI. — Sujet dans la station debout, mains aux hanches, cuisse fléchie sur le bassin, jambe à angle droit sur la cuisse (fig. 115).

Dans cette position, faire exécuter des mouvements d'abduction et d'adduction, de flexion et d'extension du pied.

Dans la position assise.

Exercice XII. — Jambe en extension.

Placer le pied et la pointe en forte flexion et adduction.

Rester quelques instants dans cette position.

Reprendre lentement la position de départ.

Exercice XIII. — Mouvement d'adduction et d'abduction.

Pendant l'adduction, résistance par les mains du chirurgien.

Pendant l'abduction, résistance du chirurgien ou du sujet qui peut augmenter la résistance en pressant avec le talon du pied du côté opposé sur la face dorsale du pied qui est porté en abduction.

Exercice XIV. — Sujet assis sur une table. Dos soutenu. Membres inférieurs reposant complètement sur le plan de la table. Jambe tendue. Pied en extension.

Saisir la jambe à son tiers inférieur et la soulever. Faire exécuter des mouvements de circumduction du pied, en faisant des efforts soutenus lorsque le pied est à la position de varus.

Décrire avec l'index une courbe que doit suivre le gros orteil du sujet (fig. 116).

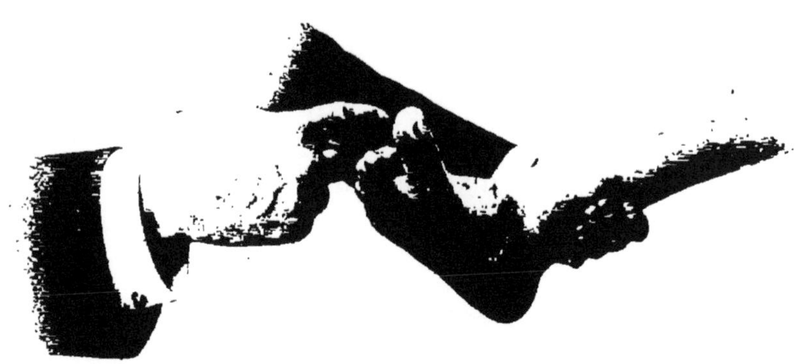

Fig. 116.

S'arrêter quelques instants lorsque le pied est en fort varus. Inviter le sujet à se contracter énergiquement afin de porter l'adduction à son maximum.

Exercice XV, suivant Duchenne (de Boulogne). — Soulever le pied avec la main gauche.

Appliquer sur le tubercule du gros orteil, *la pulpe du pouce de la main droite*, s'opposer au mouvement d'extension et de contraction du long péronier latéral, que e sujet doit faire avec une certaine énergie (fig. 117).

Dans la position assise ou couchée.

EXERCICE XVI. — Exécuter de fortes flexions, extensions, adductions et abductions des orteils.

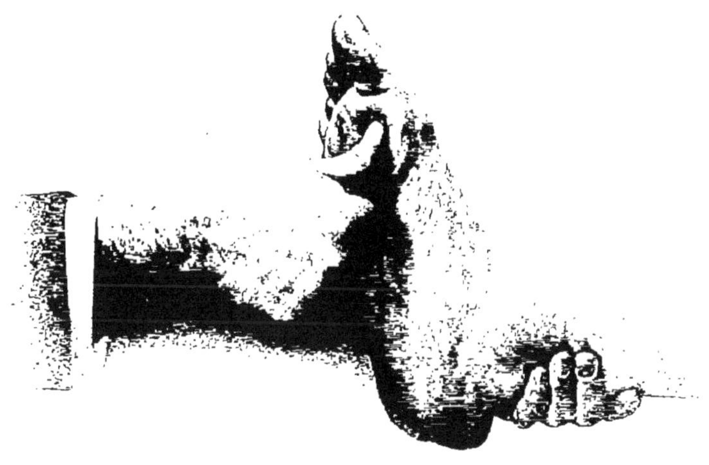

Fig. 117.

La plupart des exercices actifs que nous venons de décrire agissent non seulement sur les muscles du pied et de la jambe, mais encore sur les muscles de la cuisse et du bassin, et même sur les muscles du tronc.

Tous les exercices doivent s'exécuter sans raideur, avec de larges mouvements respiratoires.

B. — MOUVEMENTS PASSIFS.

MANIPULATIONS. — EXERCICES D'ASSOUPLISSEMENT, DE MOBILISATION.

EXERCICE XVII. — Empaumer le talon de la main gauche.

Avec la main droite saisir l'avant-pied par son bord

interne et le ramener graduellement en dedans par des mouvements de plus en plus amples, de façon à placer le pied en varus et à rétablir la voûte plantaire (fig. 104, page 167).

Exercice XVIII. — Presser fortement avec les deux pouces au niveau de la région plantaire moyenne en ramenant fortement le pied en varus (voir fig. 106, page 169).

Dans les pieds plats valgus invétérés, on doit pour faire céder les obstacles osseux ou fibreux qui s'opposent au redressement et au rétablissement de la forme, pratiquer, sous chloroforme, le *redressement forcé manuel* ou *instrumental*.

C. — Exercices avec appareils.

On peut recommander quelques exercices avec des appareils très simples : marche sur deux plans inclinés, les deux pieds en forte adduction, ainsi que le conseillent Hovorka et Lilienfeld ; mise en mouvement, avec les pieds, d'une roue, d'une pédale ; élévation de poids soutenus par une corde passant sur une poulie.

Les appareils mécanothérapiques plus compliqués, les appareils de Zander sont rarement indiqués.

Le programme d'exercices variera suivant l'âge du sujet, suivant le cas.

Les exercices correctement, lentement exécutés, avec de fréquents intervalles de repos, ne seront pas trop multipliés, surtout au début du traitement. Deux séances d'exercices de 15 à 20 minutes, par jour, suffiront. On évitera les longues séances dans la station debout qui surchargent fâcheusement la voûte plantaire.

On commencera par faire exécuter les exercices dans la position assise, et particulièrement les excellents exercices de circumduction, de rotation en dedans, de supination du pied, d'abord libres, ensuite avec résistance. On n'exécutera que plus tard les exercices d'équilibre et les divers autres mouvements dans la position debout ou pendant la marche.

On donnera quelques conseils pour l'éducation et la rééducation de la marche. On apprendra à la décomposer, à marcher à petits pas (voir p. 190).

On indiquera que la position correcte des pieds pendant la station debout et la marche favorise la contraction des muscles du pied et de la jambe. La pointe des pieds, pendant la marche, sera portée en dedans, tombera passivement sur le sol, avant le talon.

Dans la station debout, les pieds seront maintenus parallèles et non en abduction, les talons se touchant, car, dans cette attitude, le centre de gravité porte sur le bord interne et affaisse la voûte plantaire.

Valeur. — Indications.

Le traitement kinésithérapique des pieds plats est une méthode fondamentale de haute valeur qui prend souvent une part importante dans la cure de cette difformité. On est vraiment surpris de constater que les Traités d'orthopédie ne consacrent que quelques lignes à cette si importante question.

Notre expérience démontre que, dans la généralité des cas, le traitement gymnastique remplit la plupart des indications. Il fortifie les muscles du pied et de la jambe, diminue la prédominance des antagonistes, assouplit les muscles contracturés ou rétractés, modifie même la configuration des os, rétablit la voûte plantaire, réveille enfin la nutrition et favorise la circulation des extrémités inférieures.

Ses indications sont assez étendues.

Il est surtout indiqué, comme prophylactique, chez les sujets avec faiblesse constitutionnelle des tissus, chez les rachitiques.

Variant suivant l'âge du sujet, suivant la période de la difformité, il donne d'excellents résultats et des guérisons durables non seulement dans le *pied plat valgus réductible*, mais encore dans quelques cas de *pied plat valgus douloureux* (*tarsalgie*).

Lorsque les douleurs sont vives, le traitement kinésithérapique ne convient pas et doit être remplacé par le repos et l'immobilité.

Il est souvent très utile à une période avancée des tarsalgies, avant que ne surviennent les contractures douloureuses et de la tendance à la fixation.

Dans ces formes graves, la gymnastique n'agira efficacement que si on a, *préalablement*, par des mouvements passifs, des manipulations de redressement, vaincu les contractures, si on a mobilisé les articulations ankylosées, si on a fait cesser la douleur.

On aura recours, dans tous les cas, aux moyens adjuvants de cure des pieds plats : massage, électricité, plaques ou semelles de soutien, chaussures appropriées, exceptionnellement, redressement forcé, opérations chirurgicales.

CHAPITRE VIII

TROUBLES DE LA MARCHE
ÉDUCATION ET RÉÉDUCATION

Les *exercices de marche*, véritables mouvements gymnastiques, ont de très fréquentes indications en chirurgie orthopédique.

Nombreuses sont les difformités et les infirmités des membres inférieurs qui, pendant leur évolution, le plus souvent pendant la convalescence. nécessitent une éducation ou une rééducation de la marche : luxations congénitales de la hanche, paralysies, ankyloses, contractures, coxalgies, raccourcissements, etc.

Très souvent aussi, l'immobilité prolongée dans le décubitus, sous des appareils plâtrés, fait perdre au malade son ancienne aptitude à la station debout et à la marche.

Soit d'abord un cas simple, sans désordres anatomiques importants, sans raccourcissement notable, une fracture du membre inférieur qui a nécessité un assez long repos au lit avec immobilisation par un appareil. A la fin du traitement, le blessé ne sait plus se tenir debout, ni marcher. Il doit être rééduqué.

TECHNIQUE

Déraidir d'abord les muscles et les articulations, fortifier la musculature, par le massage, par des mouvements passifs et actifs.

L'exercice représenté fig. 118 assouplit non seulement les articulations du membre inférieur mais a encore l'avantage de provoquer la contraction des principaux muscles qui servent à la marche : quadriceps fémoral, triceps sural, fléchisseurs et extenseurs du pied.

Exercice I. — Le sujet en station debout, les membres et les pieds parallèles, se touchant presque, s'appuyant, au début, sur le dossier d'une chaise, s'accroupit, le poids du corps forçant la flexion de la hanche, du genou, du pied et des articulations métatarso-phalangiennes (fig. 118).

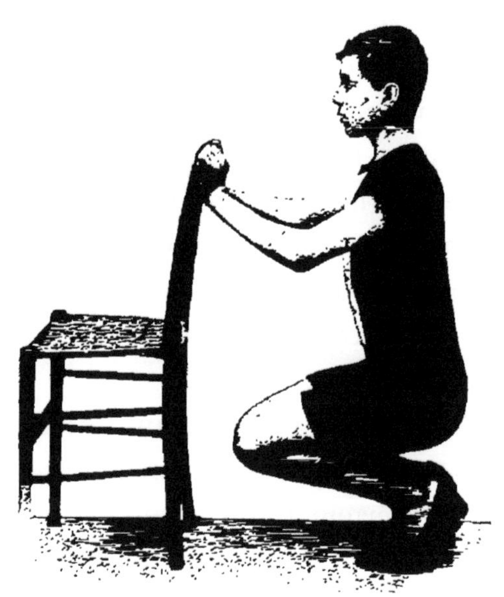

Fig. 118.

Les talons sont très rapprochés des fesses, en contact même, lorsque les membres se sont très assouplis. Après quelques secondes, extension et retour à la position de départ.

Rééducation de la station.

Rééduquer d'abord les réflexes plantaires et articulaires par des pressions manuelles de contact au niveau de laplante du pied, par des secousses brusques et assez violentes imprimées aux articulations.

Réapprendre ensuite à se tenir debout.

1° Le sujet est assis sur une chaise appuyée, par son dossier, contre un plan résistant, contre le mur, afin d'éviter tout déplacement. Le dossier d'une autre chaise, placée devant le malade, lui permet de prendre un point d'appui avec ses deux mains lorsqu'il est invité à se lever, à se tenir debout pendant un certain temps, puis à se réasseoir. Bientôt il doit se lever en ne s'appuyant qu'avec une seule main, plus tard, sans aucun appui, les membres supérieurs tendus en avant ou placés sur les hanches, et conserver, pendant un certain temps, son équilibre, dans la station debout.

2° Le sujet appuyé sur le dossier d'une chaise, ou sur la main du chirurgien, est invité à se tenir debout, puis à fléchir les membres inférieurs, les pieds réunis, à se tenir alternativement sur l'un et l'autre membre, à prendre alternativement la station hanchée d'un côté et de l'autre.

Plus tard, tout appui étant supprimé, le malade cherche à conserver une station symétrique d'abord, puis asymétrique, en s'appuyant sur un seul membre.

Rééducation de la marche.

Exercices de marche.

Exercice II. — Le sujet appuyé sur le dossier d'une chaise, lui apprendre d'abord à dérouler le pied, à soulever le talon de terre en contractant le tendon d'Achille, le reste du membre restant inerte. La pointe du pied ne quitte pas le sol, le genou est légèrement fléchi.

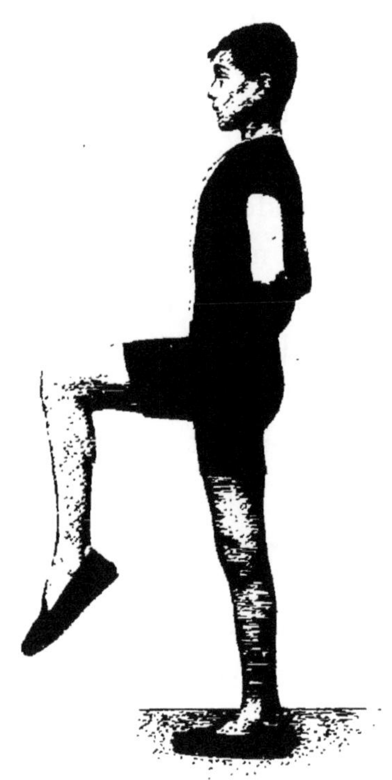

Fig. 119.

Exercice III. — *Décomposer le pas.*

1er temps. — Fléchir d'abord la cuisse sur le bassin en élevant le genou en avant, à la hauteur de la hanche, la jambe tombant verticalement, le pied en extension, la pointe prête à frapper d'abord le sol (fig. 119).

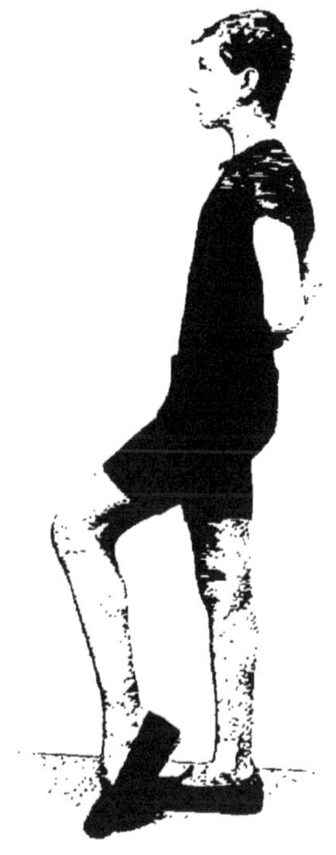

Fig. 120.

2e *temps*. — Etendre lentement le membre inférieur, jusqu'à ce que la pointe du pied prenne contact avec le sol (fig. 120).

3e *temps*. — Le pied fléchit sur la jambe et prend contact avec le sol par toute sa face plantaire.

Après quelques secondes, le membre du côté opposé exécute le même mouvement et, ainsi de suite, alternativement.

Cet exercice met en action les muscles qui servent surtout à l'équilibre et à la marche : le quadriceps fémoral et le triceps sural.

Les mouvements alternatifs sont faits avec une grande régularité, *en cadence*. Chaque mouvement s'exécute dans le même espace de temps.

EXERCICE IV. — *Marquer le pas.* — Au début, le sujet s'appuie sur un meuble, sur les mains du chirurgien, sur deux longs bâtons. Bientôt, il abandonne tout appui, il progresse en décomposant et en marquant le pas, en cadence, rythmiquement. Le pas normal étant composé de deux demi-pas, on rééduque d'abord le demi-pas antérieur, puis le demi-pas postérieur.

L'exercice exécuté d'abord pendant quelques minutes, est progressivement augmenté de durée.

L'amplitude des pas est graduellement augmentée.

Variantes :

1° Marche avec une canne. — On commence à exercer le sujet à marcher à quatre temps. Il pose d'abord la canne en avant, tenue par la main droite, puis le pied gauche, puis encore la canne et enfin le pied droit.

Il marche ensuite à trois temps. Il pose, d'abord, la canne, puis le pied gauche près de la canne et enfin le pied droit.

Lorsqu'il est suffisamment exercé, il marche à deux temps :

Un : pose de la canne et du pied gauche simultanément et au même niveau ;

Deux : pose du pied droit en avant de la ligne qui passe par la canne et le pied gauche.

2° Corde tendue à terre, poser les pieds à droite et à gauche de ce repère, sans écart.

3° Poser exactement les plantes des pieds sur des

empreintes peintes sur une toile étendue sur le sol, dans les casiers d'une échelle horizontale.

4° Marcher en donnant un point d'appui aux muscles costo-iliaques, les deux membres supérieurs verticaux, les mains tenant un bâton.

5° Marcher en projetant les bras correspondants, en exagérant le mouvement de torsion des épaules et du bassin.

6° Marcher en arrière, les bras croisés derrière le dos.

7° Marche et descente sur un plan incliné.

8° Faire exécuter la montée et la descente de quelques marches. L'ascension et la descente se font d'abord marche par marche, puis chaque pas assure l'ascension et la descente d'un degré.

L'exercice de la bicyclette qui donne les mouvements du pas décomposé est excellent.

L'éducation de la marche dans les affections graves du membre inférieur exige une technique spéciale.

Luxations congénitales de la hanche.

L'éducation de la marche, après mobilisation de l'articulation et assouplissement des muscles rétractés, peut donner des améliorations très importantes dans les cas qui n'ont pas été soumis à un traitement chirurgical.

Elle est surtout utile, indispensable, après les interventions sanglantes ou non-sanglantes.

On commence les exercices de rééducation, lorsque le traitement par la mobilisation et les exercices de gymnastique active et passive (voir p. 152) ont donné à l'articulation de la hanche opérée, une flexion et une abduction suffisantes, de 30° environ.

On apprend d'abord au sujet à se tenir debout en équilibre.

Appuyé sur deux longues cannes (fig. 121), il doit marcher, à petits pas, le membre inférieur du côté opéré en abduction et en rotation interne.

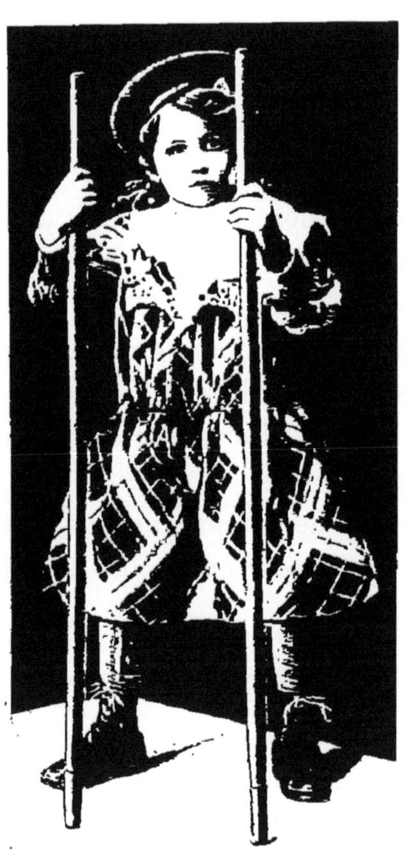

Fig. 121.

La position en abduction et en rotation interne, pendant les premiers temps de la marche, maintient la tête fémorale en bonne position dans le fond du cotyle, évite sa pression sur le bord supérieur de la capsule et sa reluxation.

Bientôt tout appui étant supprimé, il marche en coordonnant ses mouvements, en décomposant le pas, en évitant le talonnement, d'après la technique décrite plus haut p. 190.

Un poids porté par la main du côté opéré régularise souvent la marche et supprime le balancement alternatif des épaules et la claudication.

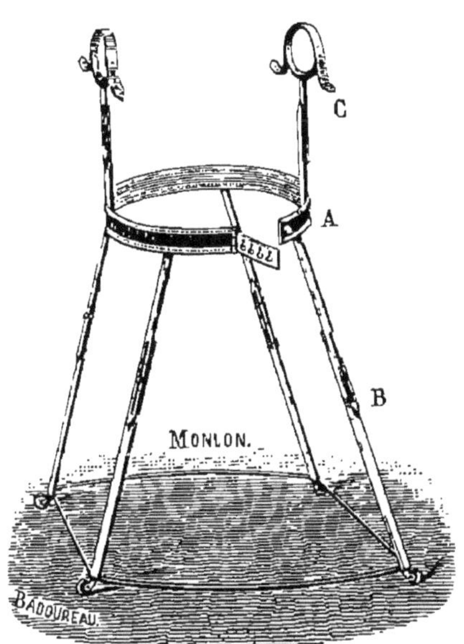

Fig. 122. — Chariot flamand.

On est souvent obligé de soutenir les sujets avec des cannes, des béquilles, des chariots à béquilles, chariot flamand (fig. 122), chariot de Darrack (fig. 123), de Meig's Case (fig. 124), de Forest Villard.

Le sujet placé au milieu du chariot, apprend d'abord à le pousser en ligne droite, puis il est invité à faire un pas, puis deux pas, au commandement : droite, gauche.

Plus tard, la marche s'exécute en s'aidant de deux cannes (fig. 121) ou d'une seule canne.

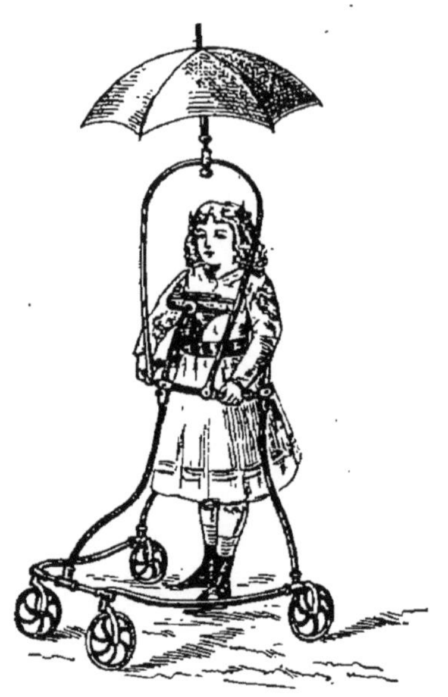

Fig. 123. — Chariot de Darrack.

Les exercices sont continués, pendant longtemps, 2 à 3 mois, jusqu'à ce que la marche soit absolument correcte.

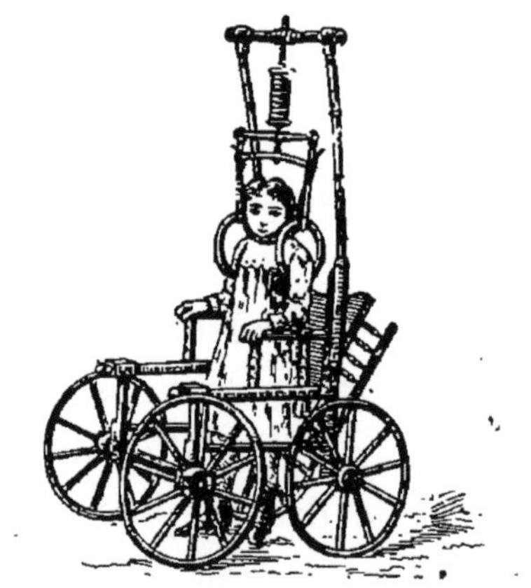

Fig. 124. — Chariot de Meig's Case.

Paralysies du membre inférieur.

Dès que l'état des muscles le permet, lorsque certains muscles, grâce au traitement gymnastique et électrique, ont récupéré une partie de leur force à la période de réparation, on apprend au sujet, après rééducation des réflexes plantaires et articulaires, à se tenir debout, à faire quelques pas, d'une façon cadencée, à se servir des muscles qui peuvent donner des suppléances, à régulariser l'influence de la volonté sur la contraction des muscles.

La rééducation est surtout utile après les opérations de transplantations musculo-tendineuses et de greffes nerveuses.

Il est souvent utile de faire exécuter quelques exercices très simples dans la position couchée, *en décubitus*, la tête légèrement soulevée : Mouvements de flexion et d'extension des membres inférieurs en quatre temps :

1er temps. — Flexion de la jambe sur la cuisse ;

2e temps. — Extension de la jambe en l'air ;

3e temps. — Flexion de la jambe sur la cuisse ;

4e temps. — Extension de la jambe sur la cuisse ; retour à la position primitive.

Ces exercices peuvent être exécutés en s'aidant soit d'un escabeau à plusieurs étages, placé sur le lit, le sujet plaçant alternativement ses pieds sur chaque gradin (Jacob), soit d'une barre transversale en forme de π grec (Frenkel), soit d'une planche échancrée soit encore d'une canne tenue par le chirurgien sur laquelle repose les talons placés à diverses hauteurs, tantôt avec une jambe, tantôt avec les deux (Kouindjy).

On peut ajouter dans quelques cas, particulièrement chez les spastiques, des mouvements coordonnés, le sujet étant invité à toucher avec son orteil ou son talon le point indiqué par le chirurgien.

On prescrira aussi des exercices d'équilibre. Le sujet, les mains solidement appuyées sur les hanches, est invité à se tenir sur une jambe, puis à la fléchir et enfin à l'étendre.

Les exercices dans la position assise sur une chaise ou dans le chariot flamand sont souvent indiqués dans le cas de paralysie, d'incoordination, de spasme des membres inférieurs.

Dès qu'on le pourra, les exercices seront faits sans appui.

On doit quelquefois, malgré leurs grands inconvénients, contenir, immobiliser dans la rectitude les articulations ballantes, redresser et maintenir les pieds, pendant assez longtemps, pendant les exercices de marche, au moyen d'appareils et de chaussures orthopédiques.

Nous utilisons souvent, dans les cas de graves *paralysies infantiles*, la *suspension verticale* pendant les exercices de marche. Une poulie fixée à l'axe métallique de la mentonnière de Sayre, glisse sur une longue corde horizontale bien tendue et permet au malade, qui n'a plus le poids de son corps à porter, de se déplacer en appuyant les pieds sur le sol, en faisant les mouvements de la marche normale (Fig. 125).

Dans les *paralysies spasmodiques*, chez les jeunes sujets, au-dessous de 15 ans, qui ont conservé une certaine intelligence, on peut, en procédant avec patience, obtenir, par la rééducation, une coordination des mouvements des membres inférieurs, une amélioration très notable de la marche. Au bout d'un certain temps, le sujet ne sautille plus, il appuie par toute sa surface plantaire et ne frotte plus le sol avec la pointe de ses pieds.

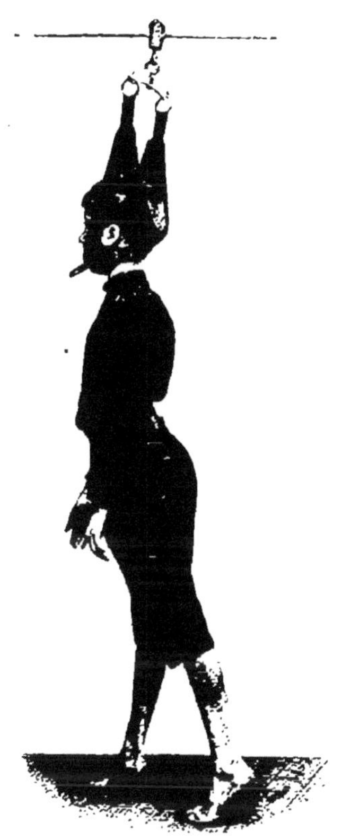

Fig. 125.

C'est surtout après les interventions, lorsque les attitudes vicieuses ont été corrigées, lorsque les contractions et les rétractions musculo-tendineuses ont cédé au traitement chirurgical, que la rééducation donne les meilleurs résultats.

L'éducation de la station debout et de la marche s'exécute suivant les règles habituelles.

Après des exercices de mobilisation et d'assouplissement des membres inférieurs, on apprend au sujet à se tenir debout, les membres en extension, sans flexion au niveau des articulations, sans adduction, sans attitude vicieuse des pieds ; on lui montre la façon de décomposer, de marquer le pas ; on le fait ensuite progresser à petits pas, en augmentant graduellement la durée des exercices, l'amplitude des pas ; on l'invite à bien coordonner ses mouvements, à marcher lentement, en cadence. A la moindre fatigue, l'exercice doit être interrompu.

Les exercices seront faits sans appui, sans appareils orthopédiques qui ont le grave inconvénient de raidir les articulations, d'empêcher le libre fonctionnement des muscles.

Dans le cas de nécessité absolue, on se servira de cannes, de béquilles, des chariots décrits plus haut.

On fera marcher les sujets pendant la suspension verticale (fig. 125, p. 199).

Dans les *paralysies du membre supérieur* on recommandera des exercices passifs, actifs, avec résistance, en localisant l'action sur le muscle parésié, en exerçant suivant le cas, tel ou tel muscle affaibli, fléchisseur, extenseur, rotateur, abducteur ou adducteur.

Raideur, Ankylose des articulations du membre inférieur. — Coxalgie.

Les ostéo-arthrites du membre inférieur se terminent

généralement par une infirmité, un raccourcissement, une raideur, une impotence plus ou moins prononcée.

Si l'on ne peut toujours rendre à l'articulation sa souplesse primitive, on peut tout au moins dissimuler la difformité, améliorer l'état fonctionnel, éviter une claudication disgracieuse, permettre la marche dans des conditions qui se rapprochent de la normale.

Soit un cas de coxalgie qui peut être considéré comme guéri.

La douleur et la contracture ont disparu depuis longtemps. Il existe une raideur articulaire assez prononcée, de l'adduction de la cuisse, un raccourcissement de trois centimètres.

L'enfant nous est présenté au sortir de son appareil ou après son immobilisation dans le décubitus. Il faut lui apprendre à se tenir debout, à marcher aussi correctement que possible.

Après quelques jours de massage des muscles périarticulaires, après la mobilisation passive des articulations du genou et du pied, on recommande des mouvements actifs du membre inférieur, en avant, en arrière, des mouvements d'abduction et d'adduction.

Le raccourcissement étant inférieur à 4 centimètres, il est inutile de le corriger par une semelle appropriée.

On prescrit des mouvements de flexion du tronc sur l'abdomen, dans la station debout ou dans le décubitus dorsal, afin de mobiliser et d'éduquer les articulations sacro-iliaques et du rachis lombaire dans lesquelles se passeront les mouvements de compensation qui remplaceront ceux que ne peut plus exécuter l'articulation de la hanche ankylosée. On apprend ensuite au convalescent à se tenir debout et à marcher.

L'éducation de la station debout se fait d'après les règles indiquées.

Le sujet doit fréquemment se tenir alternativement sur le membre inférieur droit et gauche.

Debout devant une glace, appuyé au début sur de hautes cannes, il marque le pas, en corrigeant la différence de hauteur des deux épaules, due à l'impossibilité de la flexion de la hanche malade, en évitant le sautillement, le talonnement.

Bientôt, sans appui, il marque le pas en cadence en avançant de quelques centimètres à chaque pas.

Il apprend à monter et à descendre les marches d'un escalier.

Par l'entraînement, en raison des mouvements de compensation qui se passent dans le bassin et dans la colonne vertébrale, il peut faire des pas d'une étendue de plus en plus grande.

A la moindre fatigue ou douleur, tout exercice est supprimé.

La rééducation est plus difficile, lorsque le sujet, pendant sa convalescence, a marché en prenant des habitudes fâcheuses, sans suivre aucune règle.

Dans ces cas, après avoir étudié les causes de la claudication défectueuse, on apprendra au coxalgique à les éviter. On doit d'abord mobiliser passivement les articulations voisines, fortifier les muscles, corriger, dans quelques cas, le raccourcissement, rééduquer enfin la station debout et la marche d'après les principes indiqués.

Dans les *ankyloses du genou*, après avoir corrigé le raccourcissement qui dépasse 4 centimètres, on prescrit la rééducation d'après la technique habituelle.

Les exercices de rééducation ne varient pas, quelle que soit la cause de la raideur ou de l'ankylose. Dans les ostéo-arthrites tuberculeuses, on agira toujours avec prudence extrême, afin d'éviter le réveil des foyers éteints.

CHAPITRE IX

PARALYSIES INFANTILES

Les exercices gymnastiques dans le traitement des paralysies de l'enfance comprennent diverses techniques.

A. — Mouvements passifs.

Les *mouvements passifs* qui consistent à distendre rythmiquement les muscles, les tendons, les articulations des régions paralysées sont exempts de toute violence, de toute brusquerie. Ils sont exécutés avec leur maximum d'étendue. Suivant le cas, on agit plus ou moins énergiquement sur les muscles paralysés ou sur leurs antagonistes.

Dans les *contractures*, les résistances sont vaincues lentement, graduellement. Si elles sont trop grandes, on s'adresse à des méthodes chirurgicales, au redressement forcé, aux diverses interventions sanglantes.

Technique des mouvements passifs au niveau des membres et de leurs articulations.

On suit les règles générales adoptées pour l'exécution des mouvements passifs et des manipulations.

Au niveau du *pied*, une main immobilisant la jambe,

l'autre main saisit l'avant-pied et fait exécuter divers mouvements passifs de flexion, d'extension, d'abduction, d'adduction et de circumduction de l'articulation tibio et médio-tarsienne et aussi des diverses articulations du pied et des orteils.

Une main saisissant le talon ou la jambe, on fait des mouvements de flexion, d'extension des genoux, de la hanche.

Un aide immobilisant le bassin, on met le membre inférieur en abduction ou en adduction.

Le membre inférieur portant à faux, le sujet en décubitus dorsal ou ventral, on place la cuisse en hyperextension sur le bassin.

Par des manœuvres analogues, l'*épaule*, le *coude*, l'articulation du *poignet*, les articulations des *doigts* sont soumis à des mouvements passifs, le segment du membre immédiatement supérieur étant soigneusement immobilisé, le segment inférieur passivement mobilisé par des mouvements lents, rythmés, graduels.

La *tête*, le *rachis*, sont mobilisés avec la technique décrite p. 1 (Torticolis) et p. 95 (Rachis).

La bande élastique, d'après notre méthode (p. 217), sert à vaincre les résistances opposées par les contractures légères.

On utilise quelquefois le procédé de mobilisation qui consiste à produire une *secousse passive* violente au niveau des membres et des articulations (Guermonprez, J. Graveline), dans le but d'exciter la sensibilité des séreuses articulaires et d'agir ainsi favorablement, par voie réflexe, sur les muscles malades.

Si les muscles ne sont pas totalement perdus, si

quelques-uns sont simplement parésiés, atrophiés par l'immobilité et l'inaction, on exécute les mouvements passifs *en participation*, en mettant le sujet à contribution et en lui demandant de faire une partie du mouvement, de le compléter, avec son maximum d'étendue, dans la limite des forces qui lui restent. Le chirurgien guide les mouvements, il invite le sujet à faire des efforts nécessaires. Il fait passivement la partie du mouvement que le malade ne peut produire activement.

Par les *exercices passifs*, on mobilise les muscles antagonistes contracturés, afin de diminuer leur résistance et principalement d'obtenir leur élongation.

On exécute des *mouvements passifs d'abduction* avec élévation du bord externe du pied, *des mouvements passifs d'adduction*.

Les séances, courtes au début, sont graduellement augmentées de durée.

Dès que les muscles ont recouvré une partie notable de leurs forces, lorsque les antagonistes rétractés ont recouvré leur souplesse, on prescrit des exercices d'abord *actifs*, puis *avec résistance*.

B. — Mouvements actifs.

1° *Mouvements actifs généraux.*

Les *mouvements actifs généraux*, *symétriques*, du tronc et des membres, ou des membres seulement, s'exécutent d'après la technique de la gymnastique médicale générale (*Exercices du tronc*, *exercices respiratoires*, *exer-*

cices des muscles abdominaux, du cou, des membres supérieurs et inférieurs).

Dans les paralysies des membres inférieurs, on prescrit des exercices d'éducation et de rééducation de la marche.

2° *Mouvements partiels localisés.*

On localise le mouvement au niveau des muscles incomplètement paralysés, au niveau des muscles que l'on croit parésiés par inaction, au niveau de ceux qui, synergiques, peuvent créer des suppléances et rétablir la fonction.

Quel que soit le muscle atteint, on utilise la même technique.

On fait exécuter au sujet des mouvements, méthodiques, lents, graduels, aussi complets que possible des muscles parésiés ou de ceux qui peuvent donner des suppléances.

PRINCIPAUX EXERCICES ACTIFS.

Exercice I. — Elévation sur la pointe du pied, d'après la technique indiquée p. 173 et la fig. 107.

Cet exercice a pour but de fortifier le triceps sural et le long péronier latéral.

Exercice II. — Le sujet dans la station verticale, les talons rapprochés, élève la pointe du pied qui n'appuie plus que par le talon.

Cet exercice provoque la contraction du jambier antérieur et des extenseurs des orteils.

Exercice III. — Le sujet en position verticale, les pieds légèrement écartés, *mouvement d'adduction* et de relèvement du bord interne du pied, si les muscles adducteurs doivent être exercés (voir fig. 108, p. 174), mouvements d'abduction, si ce sont, au contraire, les muscles abducteurs qui doivent être fortifiés.

Exercice IV. — Le sujet assis sur le banc suédois, les pieds fixés à l'espalier, étend et fléchit, avec rythme, le tronc.

Cet exercice a une action énergique sur le jambier antérieur et les extenseurs des orteils.

Exercice V. — Le sujet dans la position de la fig. 115, la cuisse fléchie sur le bassin, la jambe à angle droit sur la cuisse, exécute des mouvements de flexion, d'extension, d'adduction et d'abduction du pied.

Les exercices de flexion, d'extension, d'abduction et d'extension du pied peuvent être exécutés par le sujet *en décubitus* sur une table, le membre inférieur dépassant le bord inférieur de la table ou reposant sur les genoux du chirurgien.

Dans la *parésie du quadriceps fémoral*, on fait exécuter, avec ou sans résistance, des mouvements d'extension de la jambe sur la cuisse, de flexion de la cuisse sur le bassin, d'élévation du membre inférieur au-dessus du plan du lit.

Le sujet assis sur une chaise peut exécuter les exercices de flexion et d'extension de la jambe en quatre temps :

1er temps : Flexion de la cuisse ;

2e temps : Extension de la jambe, en ligne droite, dans la même surface de section ;

3e temps : Flexion de la jambe ;

4e temps : Reprendre la position de départ, jambe fléchie, pied reposant à terre.

Les mouvements seront lents, graduels, sans efforts, sans saccades, en temps égaux.

Le 2e temps (extension de la jambe) sera maintenu, de temps en temps, pendant quelques secondes.

Exécuter les mouvements dix à quinze fois environ. S'arrêter dès la moindre fatigue.

Dans la *parésie des fessiers*, on recommande des exercices d'accroupissement et de retour à la position verticale. Le sujet devant une série de petits bancs s'asseoit lentement, les talons réunis, les pointes des pieds écartées, les mains placées sur les hanches, il se lève graduellement, sans saccades, pour se placer en station verticale, pour s'asseoir de nouveau et ainsi de suite (10 à 20 fois).

Les exercices varient suivant les muscles atteints de parésie. Nous renvoyons à la description des exercices utiles dans chaque cas particulier que nous avons donnée dans notre étude de la gymnastique des diverses régions (gymnastique des muscles du cou, p. 4), des muscles vertébraux, lombaires (p. 17), de l'épaule, de l'abdomen.

C. — Exercices avec appareils.

Les *mouvements actifs ou passifs* peuvent s'exécuter avec l'aide de quelques appareils très simples.

Ces appareils de fortune sont constitués par des poids

reliés à une corde qui se réfléchit sur une poulie fixée au lit ou au barreau d'une échelle. L'extrémité de la corde est fixée en étrier à une semelle plantaire en bois rembourré.

Ils permettent d'obtenir, dans de bonnes conditions, des contractions localisées des muscles du membre inférieur, principalement du quadriceps fémoral, sous une résistance plus ou moins puissante (*Méthode de Rochard et de Champtassin*).

L'appareil de Heine, les *appareils à ramer* (fig. 36, 37, p. 51), les *exercices vélocipédiques*, avec la *bicyclette* ou le *tricycle de chambre*, sont excellents surtout comme exercices d'assouplissement des membres ou de gymnastique générale. Quelques appareils mécanothérapiques, plus ou moins compliqués (*appareils de Zander*, de *Krukenberg*, de *Herz*, de *Bum*, etc.), donnent la mobilisation active, passive, active-passive. Quelques-uns opposent une résistance bien réglée aux mouvements actifs.

Quelques appareils agissent localement sur les muscles parésiés, sur ceux chargés de donner des suppléances, tels les *appareils mécanothérapiques de Zander* et de *Krukenberg* pour les membres supérieurs et inférieurs, pour la main et le pied.

VALEUR. — INDICATIONS.

Les exercices gymnastiques rendent d'incontestables services dans le traitement des paralysies de l'enfance.

Les *mouvements passifs* agissent surtout sur les contractures. Ils distendent, assouplissent les muscles rétractés, les articulations et les tendons, et permettent l'action favorable des antagonistes.

Ils corrigent et empêchent les difformités. Ils réveillent le sens musculaire et la sensibilité, favorisent la circulation et la nutrition des tissus. Ils doivent être prescrits, avec prudence cependant, à une époque peu éloignée du début de la maladie.

Bien plus, par une action encore inexpliquée, la gymnastique passive, principalement la *secousse passive*, agirait, d'après quelques auteurs, sur les centres nerveux et les agents de conduction qu'elle réveillerait et débloquerait, alors même que les muscles présenteraient la réaction de dégénérescence (Bergonié, Marquès).

Les *mouvements en participation* sont surtout indiqués à la période de réparation, lorsque les muscles recouvrent lentement leurs propriétés de contraction.

Les *mouvements actifs généraux* sont très utiles à la période de réparation. Ils réveillent les muscles inactifs, agissent sur la nutrition et la circulation des régions paralysées. Ils ont une action utile sur les centres nerveux.

Les *mouvements actifs partiels* ne sont indiqués que lorsque les muscles ne sont pas complètement perdus, cas heureusement assez fréquents, car il persiste presque toujours quelques fibres striées qui échappent à la destruction.

Dans les parésies, dans les paralysies par inaction, lorsqu'il faut hypertrophier certains muscles destinés à la suppléance, la gymnastique active rend de précieux services. Elle favorise la réparation, les suppléances si utiles, le retour des fonctions troublées. Nos observations prouvent tous les avantages que l'on peut retirer de cette méthode, même lorsque les muscles sont notablement atteints.

Contrairement à Dally, nous n'avons jamais noté aucun inconvénient de l'emploi de la gymnastique dans les parésies de l'enfance. Loin de favoriser les contractures (Dally), elle les atténue, les fait même souvent disparaître. Bien dirigée, elle diminue la prédominance des antagonistes. Elle est indispensable après les opérations sur les membres paralysés, notamment à la suite des transplantations musculo-tendineuses, car elle favorise la régénération musculaire, l'établissement des suppléances.

Il nous a paru même que la kinésithérapie, judicieusement appliquée, exerçait une action utile sur les centres nerveux, favorisant la régénération des éléments nerveux, facilitant le rétablissement fonctionnel.

Nous ne conseillons que rarement les mouvements exécutés avec des appareils simples ou mécanothérapiques compliqués. Nous pensons qu'en général les contractions musculaires actives, les mobilisations passives, doivent être obtenues par l'initiative du sujet ou avec la collaboration de l'aide.

La gymnastique est presque toujours avantageusement combinée avec d'autres méthodes, principalement avec le massage et l'électricité.

La technique et les indications précédentes peuvent s'appliquer aux diverses paralysies et atrophies d'origine variées.

Dans les *affections spasmodiques de l'enfance*, dans *le Mal de Little*, les *mouvements passifs*, les *manipula-*

tions combattent les contractures, les attitudes vicieuses.

Les *exercices actifs généraux* assouplissent les membres et leurs articulations. Ils fortifient les muscles inactifs et paralysés qui peuvent ainsi résister plus efficacement aux antagonistes prépondérants. Ils régularisent l'influence de la volonté sur les muscles en état de spasme.

Nous conseillons surtout des mouvements rythmiques, symétriques, bilatéraux.

Les *mouvements actifs partiels*, les mouvements d'abduction, d'écartement des genoux, d'extension de la jambe sur la cuisse et de la cuisse sur le bassin, divers mouvements du pied, sont fréquemment indiqués.

On doit toujours procéder avec prudence, en évitant toute fatigue.

L'*éducation* et la *rééducation de la marche* donnent ici, comme pour les autres paralysies, les meilleurs résultats.

CHAPITRE X

CONTRACTURES. RAIDEURS ARTICULAIRES. ANKYLOSES.

La gymnastique, associée au massage, est utile :

1° Dans les *contractures acquises*, qui intéressent, en général, plusieurs tissus, dans celles qui succèdent à des attitudes vicieuses prolongées, dans celles qui sont d'origine nerveuse ou qui succèdent à des arthrites ;

2° Dans les *raideurs articulaires* qui dépendent d'une longue immobilité et qui se terminent souvent par ankylose ;

3° Dans les *ankyloses*, conséquence de l'immobilisation de trop longue durée, des fractures intra-articulaires, des arthrites de quelque nature qu'elles soient.

Les indications du traitement gymnastique sont assez limitées. Seules les contractures, sans rétraction fibreuse importante, les raideurs articulaires légères, les ankyloses incomplètes non tuberculeuses, peuvent être améliorées ou guéries par la kinésithérapie.

On sait que la mobilisation et les mouvements sont éminemment dangereux dans quelques variétés d'arthrite, particulièrement dans les ostéo-arthrites tuberculeuses, même lorsque les foyers paraissent éteints depuis longtemps.

Après certaines opérations sur les articulations, particulièrement après les résections articulaires, la mobilisation et les mouvements s'imposent.

TECHNIQUE

A. — Mouvements passifs.

Il est presque toujours nécessaire de mobiliser d'abord les membres ou les articulations raidis, à l'aide de mouvements passifs, de manipulations de redressement, afin que les muscles puissent reprendre leurs fonctions.

Rappelons que souvent la mobilité et le redressement ne peuvent être obtenus que par des interventions chirurgicales : redressement forcé, opérations sanglantes, résections, etc.

Les *mouvements passifs* sont faits d'après la technique indiquée dans plusieurs de nos chapitres.

Exécutés, dirigés par le chirurgien, lents, graduels, sans violence, interrompus à la moindre douleur, ils diffèrent suivant les régions. On doit surtout agir avec prudence et sans brusquerie chez les sujets qui ont été soumis à une immobilisation de quelque durée qui rend le tissu osseux friable et fragile. On évite ainsi les fractures.

On insiste surtout sur les mouvements qui manquent à l'article. Les articulations, suivant leur genre, sont soumises aux mouvements qu'elles doivent assurer normalement. La hanche, par exemple, exécute des mouvements de flexion, d'extension, d'abduction, d'adduction, de rotation interne, de rotation externe, de circumduction, d'hyperextension. Le poignet est soumis à des mouvements de flexion, d'extension, d'abduction, d'adduction, de pronation, de supination.

Pendant l'exécution des mouvements passifs, on immobilisera, on fixera solidement les articulations voisines. Pour la mobilisation de la hanche, de l'épaule, on fixera le bassin, le tronc, contre un plan résistant au moyen de quelques tours de bandes en toile ou en caoutchouc.

Un grand nombre *d'appareils* de *mouvement*, de *machines*, mis en mouvement par le sujet lui-même ou par un aide, ont été préconisés.

Les *appareils de mobilisation* de Bonnet, de Blanc et Desgranges, ne sont plus guère employés. On leur préfère les appareils mécanothérapiques de Zander, de Herz, de Krukenberg, de Reibmayr, de Baumgartel.

Nous recommandons pour la mobilisation de *l'épaule*, les appareils de Reibmayr, de Hoffa, de Beely, de Krukenberg. Pour e *coude*, les appareils de Zander, de Krukenberg, de Collin, de Redard. Pour le *poignet*, les appareils de Nebel, de Krukenberg, de Reibmayr. Pour les *doigts*, les appareils de Mathieu, de Collin, de Krukenberg, de Reibmayr. Pour la *hanche*, les appareils de Zander, de Krukenberg, de Baumgartel. Pour le *genou* et le *pied*, les appareils de Zander, de Krukenberg, de Baumgartel.

Dans les *contractures de la hanche*, les appareils qui produisent passivement la flexion de la cuisse sur le bassin, l'adduction, l'écartement des deux membres inférieurs, tels les appareils de Zander et de Baumgartel, sont souvent très utiles.

Dans les *contractures*, les *raideurs du coude*, les appareils à traction élastique de Collin, notre appareil, sont souvent utiles.

Les *appareils à pendule de Krukenberg* donnent d'excellents résultats pour la mobilisation passive des *contractures du poignet* et *des doigts*.

On utilise avec avantages les appareils très simples de mobilisation avec des poids et les *appareils de Bigg*, de *Bardenheuer*, les appareils à *pression ou à traction élastique*.

Nous préférons en général, dans notre pratique, mobiliser passivement avec la main qu'avec des appareils.

Lorsque les résistances sont importantes, la *bande élastique* doit être préférée aux manipulations manuelles.

Elle permet en effet de disposer d'une force puissante, qui agit graduellement, d'une façon continue, sans secousses, sans brusquerie.

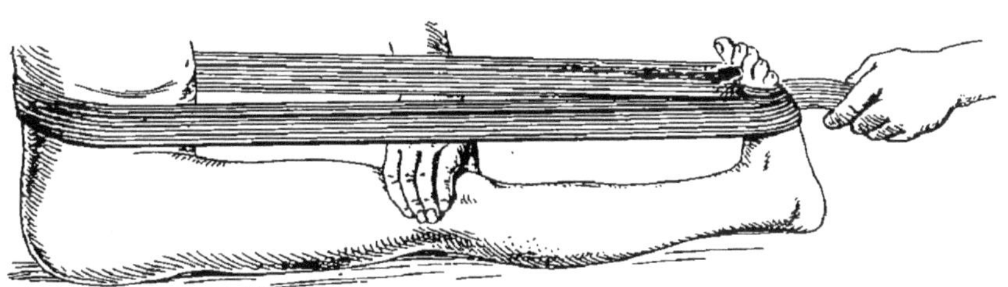

Fig. 126.

Nous l'utilisons depuis longtemps comme moyen de redressement et de mobilisation des articulations. La bande élastique doit être disposée suivant les indications de la figure 126 pour le *redressement du pied et sa mobilisation en flexion* : de la fig. 127 pour le *redressement du genou et la correction de sa flexion* ; de la fig. 128 pour le *redressement de la hanche contracturée en flexion* ; de la fig. 129 pour la *flexion du coude raidi en extension*.

Des dispositions analogues peuvent être adoptées pour les autres articulations.

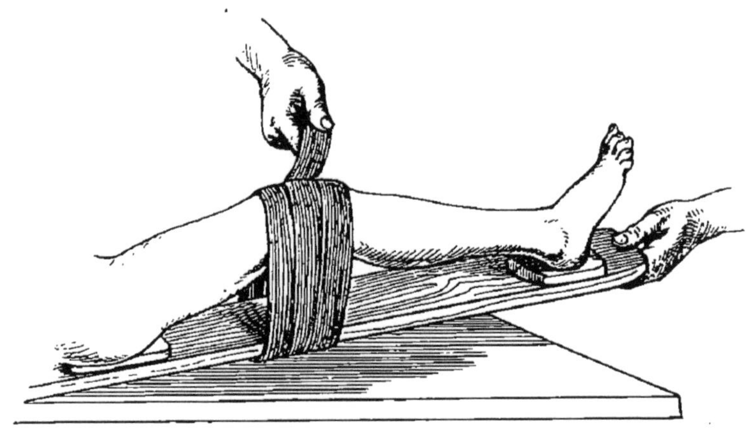

Fig. 127.

La *gymnastique sous l'extension* a été justement recommandée par Hennequin dans le traitement des *raideurs de la hanche*, à titre préventif, dans les fractures du corps ou du col du fémur.

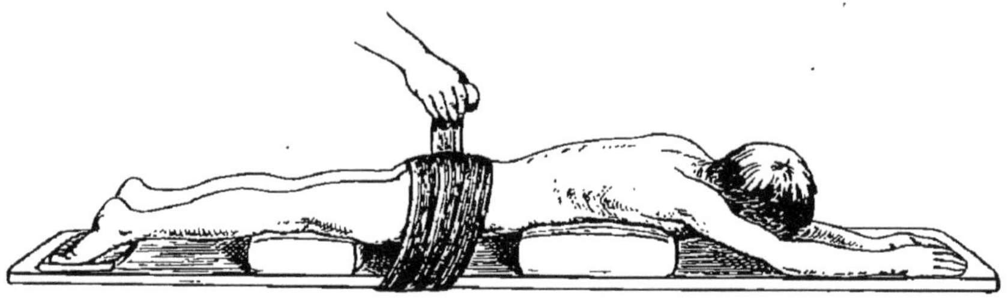

Fig. 128.

Le membre inférieur étant soumis à une extension intensive avec l'appareil d'Hennequin, les sujets, sans secours étranger, exécutent des mouvements passifs de flexion du tronc sur les membres inférieurs et impriment fréquemment au membre malade des mouvements de rotation interne et externe. Progressivement, dans un temps plus ou moins long, les ligaments s'allongent

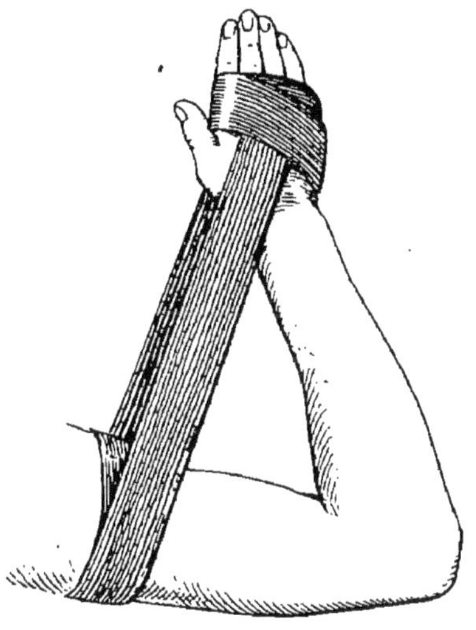

Fig. 129.

sous la double action de la traction et de la gymnastique, les surfaces articulaires se reforment, les cartilages altérés se régénèrent, les leviers osseux reprennent leur fonctionnement normal.

B. — Mouvements actifs.

Les *mouvements actifs* ont surtout pour but de faire recouvrer aux muscles atrophiés ou paralysés par inactions leurs fonctions perdues. Ils agissent aussi sur les leviers osseux et mobilisent les articulations raidies ou ankylosées.

La mobilisation active doit être commencée dès qu'un

mouvement est récupéré, quelque peu important qu'il soit.

Les mouvements actifs s'exécutent suivant la technique habituelle, lentement, graduellement, en évitant toute fatigue, sans résistance d'abord, puis avec opposition progressive. Il est souvent utile de les faire alterner avec les mouvements passifs.

Les *appareils à poids lourds*, les *appareils mécanothérapiques*, peuvent aider les sujets à faire des mouvements actifs. Ils ne nous paraissent pas provoquer des contractions musculaires aussi multiples, aussi utiles que celles dues à la seule volonté du sujet.

Même dans les *ankyloses complètes*, la mobilisation et la gymnastique rendent de bons services. Elles agissent sur les articulations voisines qui peuvent suppléer l'articulation ankylosée, incapable de tout mouvement. *Pour la hanche*, on soumet à une éducation de suppléance l'articulation sacro-iliaque et les articulations vertébrales ombaires. *Pour le genou*, on rééduque la hanche.

Pour le membre inférieur, le traitement gymnastique et de mobilisation doit généralement être suivi d'exercices d'éducation et de rééducation de la marche.

TABLE DES MATIÈRES

MACON, PROTAT FRÈRES, IMPRIMEURS.

MACON, PROTAT FRÈRES, IMPRIMEURS.

www.ingramcontent.com/pod-product-compliance
Ingram Content Group UK Ltd.
Pitfield, Milton Keynes, MK11 3LW, UK
UKHW012025240726
13965UKWH00002B/582